Breuer
Visuelle Kommunikation für Menschen mit Demenz

W0249625

Projektreihe der Robert Bosch Stiftung

HUBER

Ich habe meinen Verstand in die Hand vergraben, fröhlich, aufrecht trage ich den Kopf, aber die Hand hängt müde hinab, der Verstand zieht sie zur Erde. Sieh' nur die kleine, harthäutige, aderndurchzogene, faltenzerissene, hochädrige, fünffingrige Hand, wie gut, dass ich den Verstand in diesen unscheinbaren Behälter retten konnte. Besonders vorzüglich ist, dass ich zwei Hände habe. Wie im Kinderspiel frage ich: In welcher Hand habe ich meinen Verstand, niemand kann es raten, denn ich kann durch die Falten der Hände im Nu den Verstand aus einer Hand in die andere übertragen.

Franz Kafka.

Aus: »Traurig lief des Alten Magd ...« Unveröffentlichte Manuskripte 1922–1924

Petra Breuer

Visuelle Kommunikation für Menschen mit Demenz

Grundlagen zur visuellen Gestaltung des Umfeldes für Senioren mit (Alzheimer-)Demenz

Verlag Hans Huber

Inhalt

00. FORMALIEN

01. FARBE

02. BILDER

03. GRAFIK

04. SCHRIFT

05. LICHT

FORMALIEN
Einleitung

Das Bundesministerium für Bildung und Forschung hat 2004 eine Broschüre *Der Kampf gegen das Vergessen. Demenzforschung im Fokus* herausgegeben. Dort heißt es: »Zwischen 900 000 und 1,1 Millionen Menschen in Deutschland leiden unter einer Form von Demenz. Die Zahl der Neuerkrankungen pro Jahr liegt bei 120 000 und nimmt jedes Jahr um weitere 20 000 Menschen zu.« (Bundesministerium für Bildung und Forschung, 2004, S. 8)

Die meisten Betroffenen, nämlich 60%, sind 80 Jahre und älter. Der Münchner Epidemiologe Horst Bickel sagt, dass bei der gegenwärtigen Lebenserwartung anzunehmen ist »dass rund 30% der Menschen, die das 65. Lebensjahr erreichen, im weiteren Altersverlauf eine Demenz entwickeln werden« (Beyreuther et al., 2002, S. 35).

Diese Zahlen verdeutlichen, dass sich durch den demografischen Wandel eine Randgruppe der Gesellschaft vervielfachen wird, die aufgrund der Krankheitsstruktur sehr betreuungsintensiv ist. In Folge bedeutet das nicht nur die Bereitstellung personeller Ressourcen, sondern auch eine Erhöhung der Kosten, um der Betreuung, der Pflege und einem würdigen Lebensabend für die Betroffenen gerecht zu werden.

Deshalb besteht ein dringendes Bedürfnis, für diese immer größer werdende Zahl der demenzkranken Menschen Kommunikationswege zu finden, ihnen solange wie möglich eine Selbstständigkeit im Alltag zu erhalten und Hilfen für die Orientierung in Zeit und Raum anzubieten.

Mit diesem Buch wird ein Signal gesetzt: Fachleute aus dem Bereich der visuellen Kommunikation wollen sich nicht nur an der öffentlichen, interdisziplinären Diskussion beteiligen, sondern sich auch aktiv in Senioren- und Demenzprojekte mit einbringen. Die Unterstützung, die dabei von dieser Seite geleistet werden kann, ist die Optimierung visueller Gedächtnis- und Orientierungshilfen. Wenn diese in ihrer Gestaltung darauf ausgerichtet sind, die vorhandenen Wahrnehmungsdefizite auszugleichen, dann kann das eine sinnvolle Unterstützung für alle Beteiligten sein und die betroffenen Demenzkranken in ihrem Selbstvertrauen stärken.

Angesprochen wird mit diesem Buch ein Berufs- und Personenkreis, der ein gemeinsames Interesse an dem Thema der (visuellen) Kommunikation mit Demenz-Patienten hat. Damit sind nicht nur nur Gestalter, Architekten, Planer, Heimleiter und professionell Pflegende gemeint, sondern auch Angehörige und ehrenamtliche Mitarbeiter. Dabei hat jeder interessierte Leser ein bestimmtes Vorwissen auf dem einen oder anderen Gebiet. Trotzdem wird in allen Bereichen bzw. Kapiteln des Buches konsequent ein Grundwissen vermittelt. So kann sich jeder eine Kompetenz aneignen, die einer verbesserten Lebenssituation der dementen Menschen, aber auch ihrem engen Umfeld zu Gute kommt.

Es gibt verschiedene Formen der Demenzerkrankungen, die zum Teil unterschiedliche Symptome haben. Doch da die Alzheimer-Krankheit die häufigste und auch die bekannteste Form der Demenz ist, setzt sich dieses Buch vorwiegend mit den Anforderungen an die Darstellung visueller Informationen für eben diese Zielgruppe auseinander.

Patienten, die an einer Alzheimer-Demenz erkrankt sind, leiden unter kognitiven Wahrnehmungsstörungen, die sich charakteristischerweise in einer immer größer werdenden Orientierungslosigkeit und einer nachlassenden Alltagskompetenz bemerkbar machen. Dabei darf man aber nicht vergessen, dass im Alter sich die sensomotorischen Fähigkeiten generell verändern.

Der Münchner Demenzforscher Alexander Kurz sagt dazu, dass die »Alltagskompetenz nicht allein vom kognitiven Leistungsniveau abhängt, sondern auch von der Unversehrtheit des Hörens, Sehens und der Motorik. Daher darf man aus dem schlechten Abschneiden eines Patienten in kognitiven Tests nicht den Schluss ziehen, er bringe auch im täglichen Leben nichts mehr zustande. Umgekehrt kann bestürzend sein, in welchem Umfang Pateinten mit recht gut erhaltenen kognitiven Fähigkeiten im Alltag beeinträchtigt sind.« (Beyreuther et al., 2002, S. 168).

Ein visueller Gestalter muss also zuerst dem veränderten Sehvermögen der Alten und Hochaltrigen gerecht werden. Darüber hinaus muss eine »demenzoptimierte« Gestaltung so angelegt sein, dass vorhandene (kognitive) Ressourcen genutzt, visuell unterstützt und sinnvoll gefördert werden, ohne dass die Patienten überfordert werden.

Das Buch nähert sich den gestalterischen Lösungsansätzen in mehreren Schritten: Zu Beginn eines jeden Kapitels werden zuallererst die Wahrnehmungveränderungen im Alter und bei der Alzheimer-Demenz beschrieben. Diese Defizite stellen für die Betroffenen Barrieren und Hindernisse dar, weil das Umfeld, in dem sie leben, häufig nicht auf ihre Bedürfnisse abgestimmt ist.

Außerdem werden theoretische Grundkenntnisse über die Physiologie des Auges, über die Funktionsweise des Gehirns, über Gedächtnis und Erkrankung sowie über Farben und Bilder vermittelt. Theorie und Wissensvermittlung müssen als unabdingbar und vorbereitend für die praktischen Lösungsansätze verstanden werden.

Ohne das Wissen um diese Barrieren und deren Hintergründe wird eine optimierte Gestaltung für diese Zielgruppe immer nur eine unreflektierte Anordnung von Bildern und Bildchen bleiben.

Damit jeder Leser bei einer gezielten Gestaltungsaufgabe schnell das spezielle Problem und die dazu empfohlenen Lösungsansätze nachschlagen kann, ist das Buch in die Kapitel Farbe, Bilder, Grafik, Schrift und Licht unterteilt.

Die beiliegenden Testfolien, die Sie am Ende des Buches finden, simulieren einige Veränderungen des Sehens im Alter. Mit diesen Folien kann der Leser die Umwelt aus Sicht der alt werdenden Menschen betrachten und dadurch die Problematik vielleicht besser verstehen. Gleichzeitig sind die Folien aber auch als Kontrollmöglichkeit für die eigene Gestaltung verwendbar.

Bleibt noch die Frage zu klären, was es zu gestalten gilt. Die Hauptaufgabe liegt sicher in der Gestaltung von Orientierungshilfen, die sich jedoch nicht nur auf den (unbekannten) Raum und die dafür zu schaffenden Leit- und Orientierungssysteme beschränkt.

Hilfen zu Orientierung müssen auch in Schränken und Räumen der heimischen Umgebung gegeben werden. Ebenso müssen (Lieder-)Bücher mit einer demenzgerechten Orientierung ausgestattet werden, damit ihre Leser die Chance haben, sich zurechtzufinden. Auch wenn ein Demenzpatient irgendwann das Stadium erreicht, nicht mehr lesen zu können: Wir wissen nicht immer, wann genau das sein wird, ob nicht doch ein Sehproblem vorliegt oder eine andere Art der Darstellung noch weiterhelfen kann!

Weitere Gestaltungsaufgaben sind (therapeutische) Spiele und andere Beschäftigungsangebote, die die visuellen Wahrnehmungskapazitäten dementer Menschen entsprechend unterstützen.

Zum Abschluss sei noch auf Folgendes hingewiesen: Grundsätzlich erfordert die visuelle Gestaltung für Senioren mit Alzheimer-Demenz immer ein »Zurückgehen« in die gesellschaftliche und soziokulturelle Vergangenheit des Einzelnen, aber auch der jeweiligen Generation an sich. Menschen, die morgen an Alzheimer erkranken, haben eine andere Vergangenheit, eine andere Kultur und einen anderen Umgang mit den (modernen) Medien, als diejenigen, die heute betroffen sind. In diesem Sinne war es höchste Zeit, erste Ansätze für die Grundlagen einer demenzgerechten visuellen Gestaltung zu entwickeln. Es ist der Startschuss für eine Arbeit, die nie ein Ende finden wird, weil sich mit jeder Generation die Anforderungen an die visuelle Gestaltung verändern.

Es bleibt aber die Hoffnung, dass dieses Buch eine Ausgangsbasis für weiterführende empirische Studien und Forschungen auf dem Gebiet der visuellen Kommunikation bei Demenzerkrankungen ist.

FORMALIEN
Legende

BARRIEREN

Hier werden **Probleme oder Symptome** behandelt, die bei Alten, Hochaltrigen und dementen Patienten im Alltag auftreten bzw. auftreten können. Die Seiten sind zur Hälfte mit einer farbigen Fläche unterlegt.

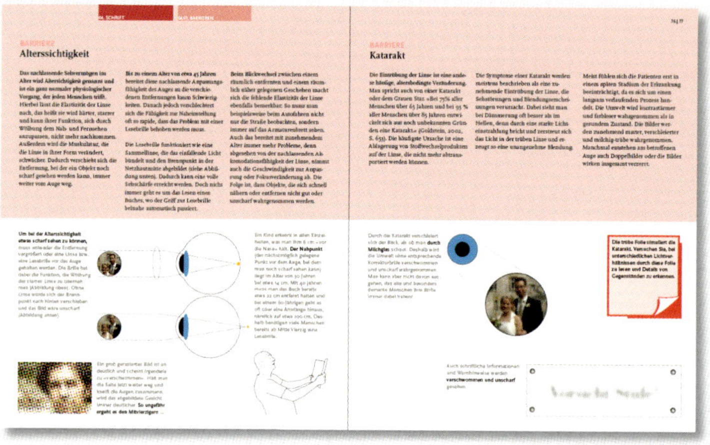

WISSEN

Hier geht es um **Grundlagen,** die für die Erarbeitung von Lösungsansätzen in der visuellen Gestaltung für Menschen mit Alzheimer-Demenz wichtig sind. Die Seiten sind im oben Kopfbereich mit einem farbigen Balken gekennzeichnet.

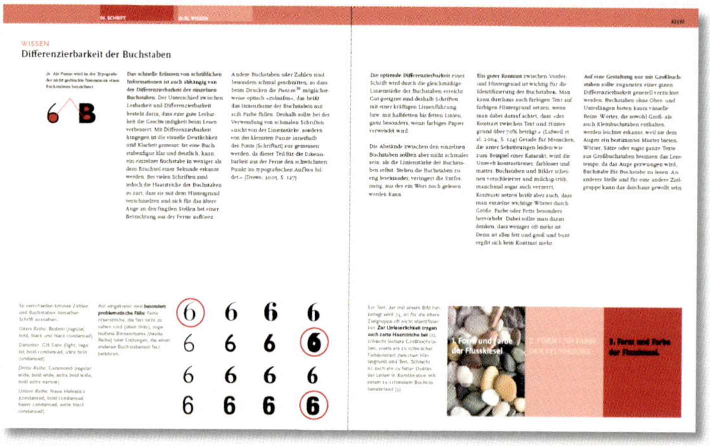

THEORIE

Wer mehr wissen oder vorhandene **Theorie-Kenntnisse auffrischen** möchte, kann sich auf den vollflächig unterlegten Seiten weiter informieren.

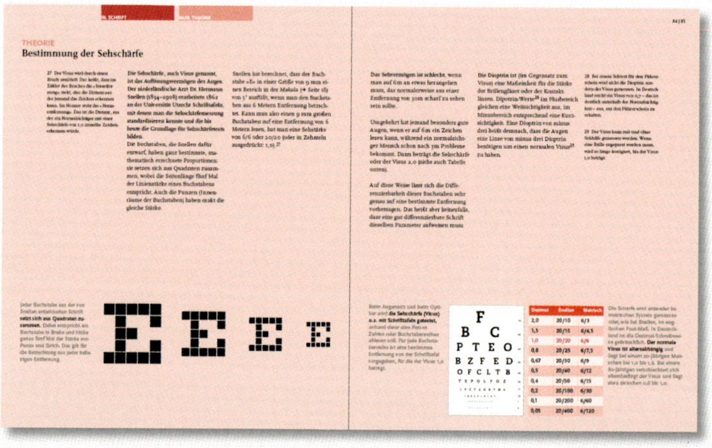

LÖSUNGSANSÄTZE

Empfehlungen und Tipps, die bei der visuellen Gestaltung für die hochaltrige und demente Zielgruppe beachtet werden sollten, finden Sie auf den weißen Seiten mit auffallend großer Schrift.

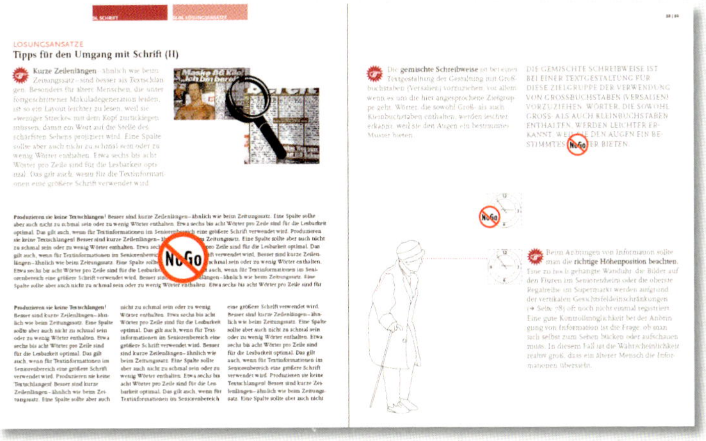

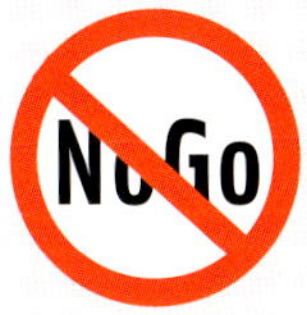

Dieses Zeichen findet sich gelegentlich auf den Seiten mit den Lösungsansätzen. Umgangssprachlich steht ein »No-go« für **»das geht gar nicht«**. Hier soll es deutlich machen, dass von der Anwendung der gezeigten Beispiele abgeraten wird.

SPEZIAL

Es gibt viele bekannte Persönlichkeiten, die ebenfalls unter den beschriebenen Barrieren gelitten haben. Einige kleinere **»Geschichten«** dazu sind auf den Seiten zu finden, die sich durch ganzseitige Bilder und farbige Schrift von den anderen Seiten unterscheiden.

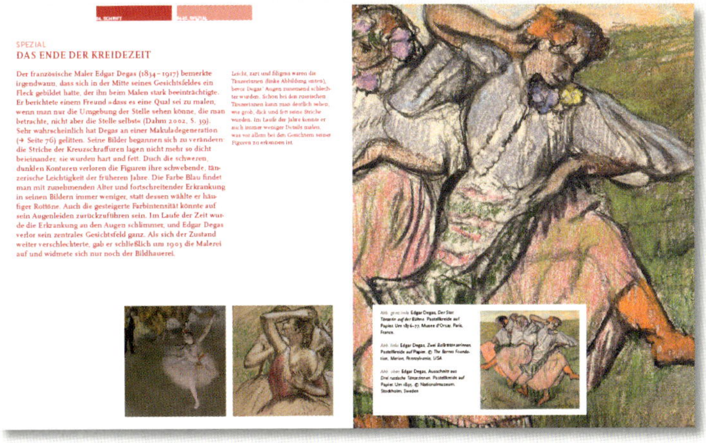

FARBE ist eine subjektive Empfindung, das heißt jeder Mensch nimmt Farbe individuell wahr. Es gibt jedoch auch Störungen oder Veränderungen in der Wahrnehmung von Farbe – besonders mit zunehmendem Lebensalter. Die Hauptursache liegt dabei im physiologisch bedingten Alterungsprozess.

Wie werden Farben gesehen, wenn man alt ist? Kann man als Gestalter darauf Einfluss nehmen? Was muss man wissen, wenn man zum Beispiel eine Umgebung für Alte und Hochaltrige mit einem farbigen Orientierungssystem ausstatten möchte? Diese und andere Fragen werden im folgenden Kapitel beantwortet.

BARRIERE

Das Farbensehen im Alter

Zwischen dem 35. und 45. Lebensjahr wird die Linse zunehmend härter und färbt sich gelblich. Das führt zu einer veränderten Farbwahrnehmung, d.h. insbesondere Farben ohne Gelbanteil werden schlechter wahrgenommen. Die Ursache dafür sind Eiweißablagerungen auf der Linse, die sich unter Lichteinwirkung in farbige Stoffwechselprodukte umwandeln, aber dann nicht mehr abgebaut werden können (vgl. Augustin et al., 2001, S. 776 ff.). Dadurch kommt es zu einer Gelbtrübung der Linse, so dass weniger kurzwelliges Licht bzw. violette und blaue Töne durchgelassen werden. Mit weiter zunehmender Gelbtrübung werden auch Grüntöne schlechter gesehen. Rot- und Gelbtöne hingegen werden ungehindert durchgelassen und können in der Regel gut wahrgenommen werden. Diese Gelbtrübung ist eine ganz normale Veränderung am Auge, die – wie viele der Alterungsprozesse – kaum wahrgenommen wird. Die Ablagerungen werden immer mehr und immer dichter, werden aber durch den Gewöhnungseffekt nicht als störend empfunden. Mit der Zeit kommt es zu einer deutlichen Veränderung der Farbwahrnehmung, insbesondere unter schlechten Lichtverhältnissen. Wie ein hochaltriger Mensch Farben wahrnimmt, kann man in etwa nachvollziehen, wenn man sich einen gelben Filter vor das Auge hält.

Auch Menschen, die unter einer *Makuladegeneration* (→ Seite 78) leiden, können Farben nicht mehr richtig wahrnehmen. Bei dieser Erkrankung kommt es zu einer Beeinträchtigung in der Sehgrube, der *Fovea centralis,* in der vorwiegend die Rezeptoren für das Farbensehen liegen (→ Seite 19). Im Alter von 80 Jahren leidet etwa jeder Dritte unter einer dieser Erkrankung.

Im Laufe des fortschreitenden Lebensalters legt sich ein **Schleier über die Linse**, der Gesehenes gelblich erscheinen lässt. Der Prozess geschieht jedoch so langsam, dass man die Veränderung selbst nicht bemerkt.

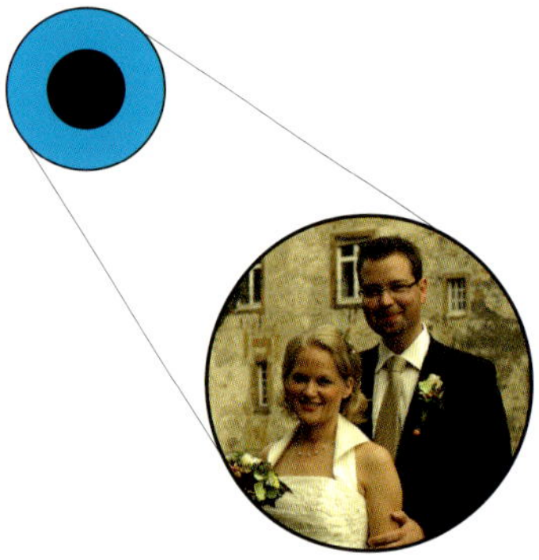

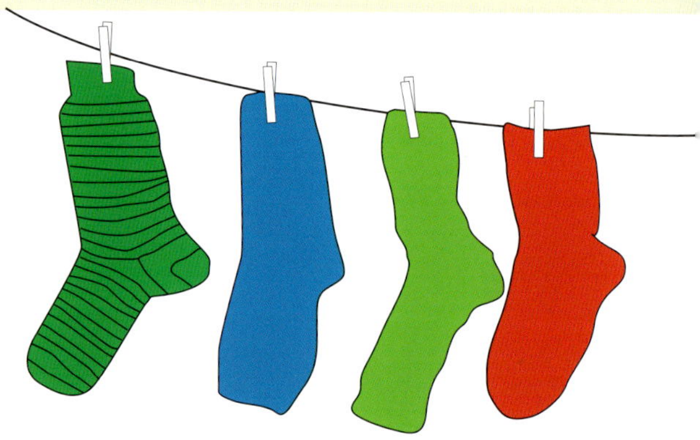

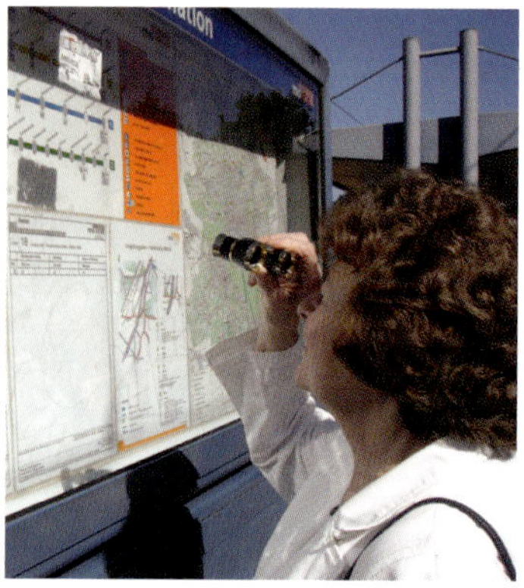

Oft werden **Farbcodes zur Kategorisierung** von Produkten eingesetzt. Beispiele dafür sind die Samentütchen im Supermarkt, deren Preisstaffel farblich auf einer Tafel aufgeführt ist. Auch die Liniennetze öffentlicher Verkehrsmittel sind mit Farbcodierungen ausgestattet. Für ältere Menschen kann das Erkennen von Farben und farbigen Schriften zu einem Problem werden.

Betrachten Sie die Sockenfarben durch die gelbe Folie hinten im Buch. Diese Folie simuliert den Gelbschleier des alten Auges. Stellen Sie fest, wie sich die Farben verändern.

BARRIERE

Die Rot-Grün-Schwäche

Die Rot-Grün-Schwäche betrifft nicht nur die älteren Menschen. Sie soll an dieser Stelle jedoch auch angesprochen werden, um zu verdeutlichen, dass es außer altersbedingten Veränderungen beim Farbensehen auch noch weitere Farbfehlsichtigkeiten gibt.
Das menschliche Auge ist mit verschiedenen Lichtrezeptoren ausgestattet, wobei die Zapfen die Aufgabe des Farbensehens übernehmen (→ Seite 19). Bei Rot-Grün-Blinden ist der mittelwellige Zapfentyp verändert. Das heißt, anstatt auf Licht im Grün-Bereich zu reagieren, nimmt der Betroffene Licht aus dem langwelligen Bereich – also Rot – wahr. Deshalb können Betroffene Rot und Grün nicht auseinanderhalten. Allerdings sind sie in der Lage, sehr viel mehr Brauntöne zu erkennen, als der normalsichtige Mensch.

Insgesamt leiden etwa 8 % der Männer und nur 0,5 % der Frauen unter dieser Farbfehlsichtigkeit.

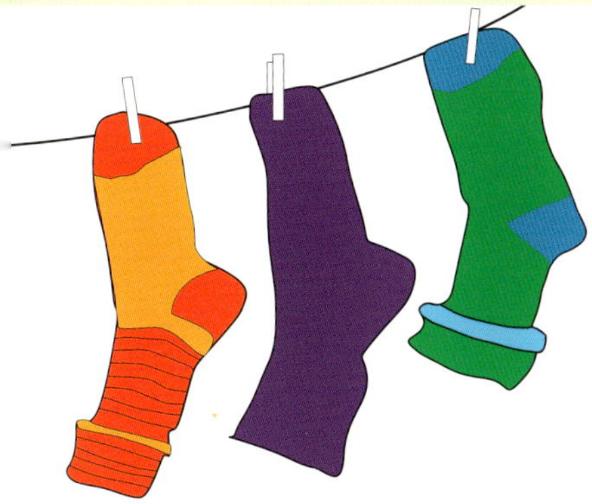

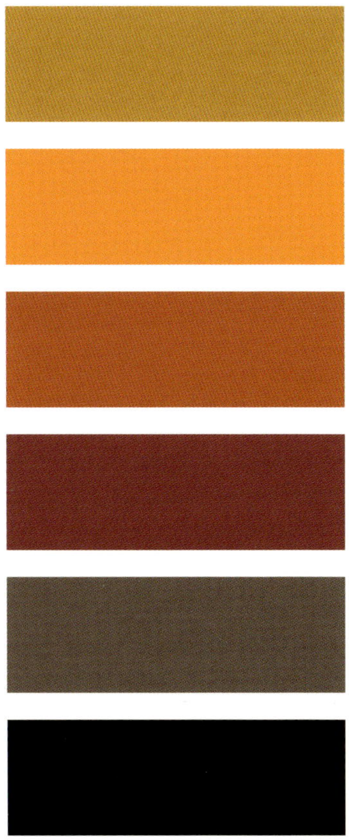

Menschen mit einer Rot-Grün-Schwäche haben Schwierigkeiten, die rote Zahl in dem grünen Kreis – bzw. die grüne Zahl im roten Kreis – zu erkennen. Dafür ist eine besondere **Sensibilität für Brauntöne** vorhanden.

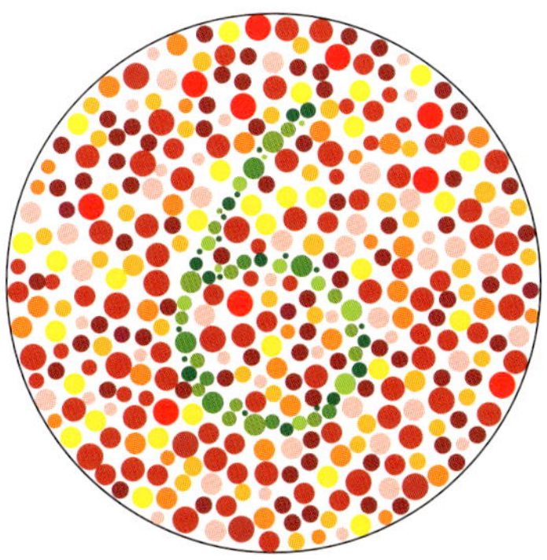

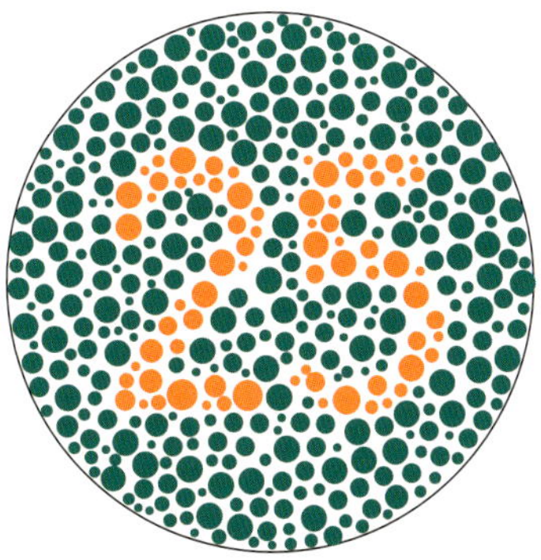

WISSEN

Der Hellbezugswert (HBW)

1 Der in der deutschen Publikation von Drew und Meyer (→ Seite 102) verwendete Begriff »Farbwert« bzw. »Y-Tristimuluswert« entspricht bei uns dem Ausdruck »Hellbezugswert«.

Durch den Einsatz von Farbe erhält man Informationen, die es möglich machen, Objekte voneinander zu unterscheiden. Verursacht durch die Gelbfärbung der Linse, die Verkleinerung der Pupille, eine Katarakt oder auch durch eine Makuladegeneration treten mit zunehmendem Lebensalter Probleme beim Farbensehen auf. Farben erscheinen blasser und undeutlicher und können zum Teil nicht auseinandergehalten werden. Oft bleibt nur die Möglichkeit, zwei Objekte durch verschiedene Helligkeiten voneinander zu unterscheiden. Im Übrigen ist es auch für das gesunde menschliche Auge eine extrem schwierige Aufgabe, ohne die »Information Farbe« Flächen gleicher Helligkeit zu differenzieren.

Damit auch Sehbehinderte zwei Farben voneinander unterscheiden können, muss beispielsweise in den USA bei der Gestaltung von Schildern die Kontrastdifferenz zwischen den Farbwerten 40% betragen. Dabei sollte die Vordergrundfarbe einen Farbwert[1] von 70% oder mehr, die Hintergrundfarbe einen Wert von 30% oder weniger betragen (vgl. Drew und Meyer, 2005, S. 73).

Höher muss der Unterschied jedoch bei Schrift auf farbiger Fläche sein. Hier gilt als Richtlinie ein Kontrastunterschied von etwa 70% (vgl. Lidwell et al., 2004, S. 124). Das hat durchaus seine Berechtigung, wenn man sich die altersbedingten Seh-Probleme vor Augen führt. Erschwerend kommen für die Betroffenen oft noch schlechte Lichtverhältnisse hinzu.

In Fachbüchern für Grafikdesign wird immer wieder auf die **Notwendigkeit der erforderlichen Kontrastunterschiede** hingewiesen. Doch eine Angabe wie: »Die Leserlichkeit ist optimal, wenn der Kontrast zwischen Text und Hintergrund über 70% beträgt« (Lidwell, et al., 2004, S. 124) ist unvollständig. Der angegebene Prozentwert gibt dem Gestalter keinen Hinweis darauf, auf was genau sich der Wert bezieht. Bei Verwendung einer einzigen Farbe kann man noch annehmen, dass man einfach den Tonwert im Layout-Programm entsprechend verändern muss. Doch spätestens beim Einsatz von zwei verschiedenen Farben kommen Zweifel auf, was mit »70%« gemeint ist (siehe rechte Abbildung).

Was sind 70% Kontrastunterschied? 100% Gelb auf 30% Orange? Und wie gelb ist das Gelb? Oder das Orange?

100% gelber Hintergrund und 30% violettfarbener Text? Wie gut oder wie schlecht ist das für Alte und Junge lesbar?

Da der Text links besonders schlecht lesbar ist, hier die »Übersetzung«:

Was sind 70% Kontrastunterschied? 100% Gelb auf 30% Orange? Und wie gelb ist das Gelb? Oder das Orange?

Farbmetriker haben die Helligkeit bzw. den Farbwert einer Farbe gemessen und zahlenmäßig erfasst. Sie ordnen die Helligkeit von Farbe dem so genannten Hellbezugswert (im Folgenden mit HBW abgekürzt) zu. Der Hellbezugswert ist eine Größeneinheit, welche die Helligkeit von Körperfarben beschreibt, die vom Auge gleichzeitig wahrgenommen werden (vgl. Welsch und Liebmann, 2005, S. 388). Die Werte werden in Prozent angegeben. Je höher der Prozentwert, desto heller die Farbe. Mit dieser verlässlichen Größe in Bezug auf die Helligkeit der Farben ist es möglich, mit den o.g. Kontrastdifferenzen entsprechend zu arbeiten.

1946 wurde in Schweden das Scandinavian Colour Institute gegründet, das ein Farbsystem für Architekten und Designer, das *Natural-Color-System*, entwickelte. Dieses System ist seit 1979 schwedische Norm und gehört heute zu den weltweit wichtigsten Standard-Farbnormen. Im Natural-Color-System (abgekürzt NCS) ist jede Farbe innerhalb eines logischen Systems einfach benennbar. Für jede einzelne Farbe ist der Hellbezugswert ermittelt worden (siehe Tabelle S. 17). Das NCS-System hat insgesamt 1950 Farben in der Skala.

Ein Plugin mit der Farbbibliothek von NCS für verschiedene Programme wie Adobe InDesign, Adobe Photoshop, Illustrator, Corel Draw u.a. ermöglicht die Arbeit mit CMYK- und RGB-Werten. So wird die Zuordnung von Helligkeiten auch für Druckfarben kontrollierbar (→ Seite 24–25).

Im Bereich der Printmedien wird bislang selten mit genormten Hellbezugswerten gearbeitet. Das mag zum Teil daran liegen, dass auf den Farbfächern der Druckfarben-Hersteller keine Helligkeitswerte angegeben werden. Andererseits sind Leser mit eingeschränktem Sehvermögen immer noch nicht die Hauptklientel der Grafikdesigner. Im Rahmen der visuellen Gestaltung für alte, hochaltrige und demenzkranke Menschen werden demnach selten Plakate, Flyer und Broschüren mit einer umfangreichen Farbpalette gestaltet. Von gestalterischem Interesse hingegen sind Produkte wie Spiele, Beschilderungen, Orientierungssysteme und inhaltlich reduzierte Bücher. In diesem Rahmen ist die Arbeit mit den Helligkeitswerten der Farben praktikabel und sinnvoll.

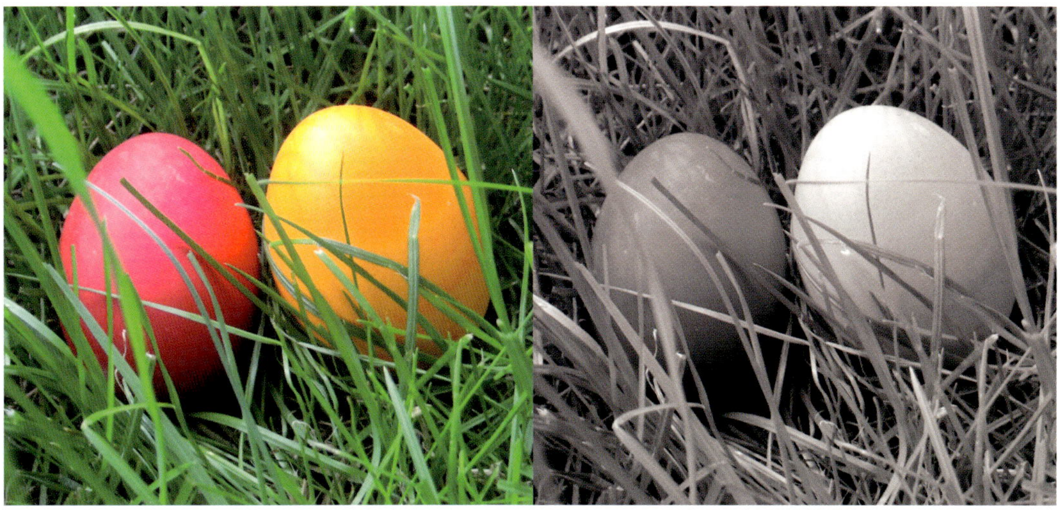

Durch Farbe kann man Objekte voneinander unterscheiden, die physikalisch identisch sind. »Das Farbunterscheidungsvermögen des Menschen ist im Bereich der Grüntöne (Blätter!) besonders gut. Gelb- und Rottöne, typische Farben vieler Früchte, heben sich besonders stark aus den Grüntönen heraus.« (Schmidt et al., 2005, S. 368 f.) Bei eingeschränktem Farbensehen ist das Auge jedoch auf unterschiedliche Helligkeitswerte angewiesen.

WISSEN

Das NCS-System

Das NCS-System[2] **wurde entwickelt, damit Farben ohne spektrografische Messgeräte eindeutig definiert werden können.** Der Farbenatlas wurde vom Scandinavian Colour Institute aus mehr als 50 000 Farburteilen von Probanden empirisch ermittelt. Die Basis sind die vier Grundfarben, die vom Menschen als reine Farben empfunden werden: Gelb = Y, Rot = R, Blau = B und Grün = G. Außerdem kommen noch die beiden Unbunt-Farben Schwarz und Weiß hinzu.

Die Farben sind auf einem Kreis angeordnet, dabei ist Gelb (Yellow) im Norden, Blau im Süden, Grün im Westen und Rot im Osten. Die Strecken zwischen je zwei Farb-Polen sind in 100 gleiche Abschnitte unterteilt. Damit ist es möglich, die Farbe oder den »Buntton« genau zu beschreiben: die Farbe Gelb (Y), die auf der Strecke nach Rot (R) schon 70 Teile der Farbe Rot enthält, wird als Y70R bezeichnet. Dieser Farbcode steht für ein kräftiges Orange. Die Bezeichnung B30G ist eine blaugrüne Farbe: Blau hat 30 Teile Grün.

Rein graue Farben besitzen keinen Buntanteil. Sie erhalten den Buchstaben N für »Neutral«.

2 Das NCS-Farbsystem ist ein dreidimensionales Modell, das durch einen vertikalen und einen horizontalen Schnitt in zwei zweidimensionalen Ebenen dargestellt werden kann: einem Kreis und einem Dreieck.

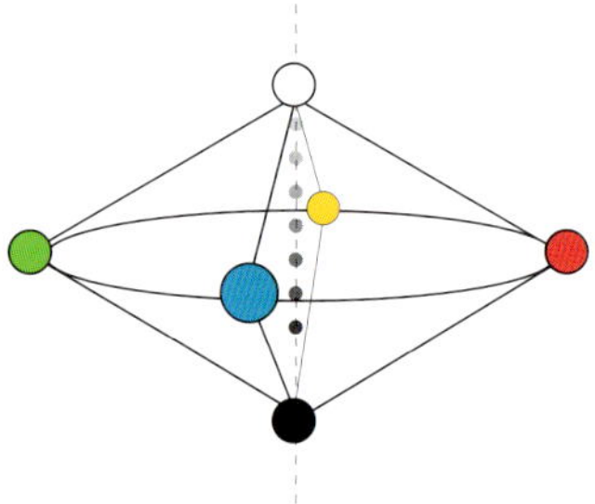

Der Kreis ist im Uhrzeigersinn von Gelb zu Rot zu Blau zu Grün in gleiche Abschnitte unterteilt (siehe Abbildung unten). So lassen sich auf einer Ebene 40 Bunttöne differenziert benennen. Dadurch lässt sich der Farbton und seine Zusammensetzung genau bezeichnen. Jedem Farbton bzw. Buntton ist außerdem ein Dreieck zugeteilt (siehe Abbildung Seite 17). Hier kann die Nuance der Farbe abgelesen werden: Mit zunehmendem Schwarzanteil erscheint eine Farbe dunkler. Der Buntanteil einer Farbe gibt an, ob man sich näher an der reinen Farbe selbst befindet oder sich eher in Richtung Grauskala bewegt.

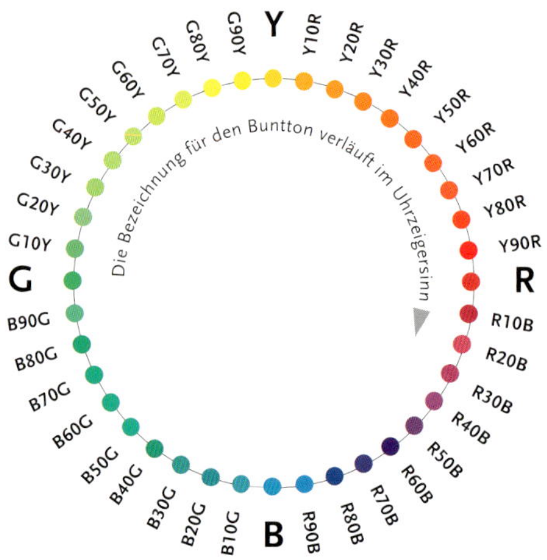

Die Farben im YRBG-Farbkreis zeigen die **logische Reihenfolge der Farbbezeichnungen**: Von einer Farbe zur nächsten werden im Uhrzeigersinn jeweils immer 10 Anteile der Folgefarbe hinzugemischt.

Nun hat man den Buntton bestimmt, aber noch nicht seine Nuancierung. Ist es ein helles oder dunkles Orange, ein tiefes Blaugrün oder eher ein helles Mint? Um die Farbe also noch genauer zu bestimmen, geht das NCS-System nun in die dritte Dimension: Eine Achse verläuft senkrecht durch den Kreis von Weiß nach Schwarz (siehe auch Abbildung S. 16 oben).Das bedeutet, dass jedem Buntton ein bestimmter Anteil an Weiß bzw. Schwarz beigefügt sein kann, der die jeweilige Farbe heller oder dunkler macht. Diese senkrechte Weiß-Schwarz-Achse ist in 100 Schritte unterteilt.

Zusammenfassend bedeutet das, dass die NCS-Farbkennzeichnung in zwei Bereiche unterteilt ist: Der erste Teil gibt den Schwarzanteil sowie die Farbigkeit (Farbsättigung oder Nuance) einer Farbe wieder, der zweite Teil die Position des Grundfarbtons auf dem YRBG-Farbkreis. Alle Zahlenwerte gehen dabei von 100 als Maximalwert aus.

Ein zu 80 % gesättigtes, ganz leicht ins Rot tendierendes Gelb mit 10 %igem Schwarzanteil würde im NCS-System folglich als »S 1080-Y10R« bezeichnet:

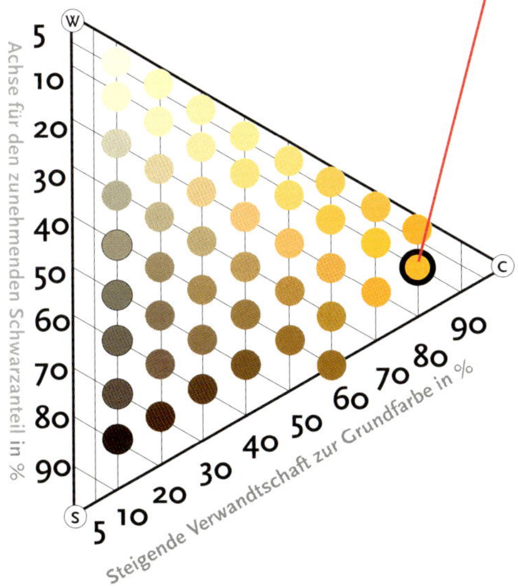

CMYK 0-30-100-0 / HBW 52

S* 1080-Y10R

Generell gilt: S + C (+W) = 100
Die Buchstabenkombination bedeutet: **10% Schwarz, 80% Buntanteil.** Das heißt, mit 80% liegt der Ton weit weg von der Grauskala und sehr nahe am eigentlichen Buntton. Mit 10% Schwarz bleibt ein Weißanteil von ebenfalls 10%. Die Farbe ist relativ »satt«.

C = Farbton

Beispielhafte Darstellung relevanter Werte in tabellarischer Form.

Farbe*	Nuance	Buntton	HBW**	CMYK
	S 0580	Y	69	0-5-100-0
	S 0580	Y10R	63	0-34-100-0
	S 0580	Y20R	52	0-45-100-0
	S 0580	Y30R	47	0-55-100-0
	S 0580	Y40R	40	0-65-100
	S 0580	Y50R	37	0-70-95-0
	S 0580	Y60R	31	0-75-90-0
	S 0580	Y70R	29	0-80-90-0
	S 0580	Y80R	25	0-90-90-0
	S 0580	Y90R	22	0-100-90-0
	S 1080	R	14	0-100-75-15
	S 1575	R10B	13	0-100-45-25
	S 2060	R20B	18	0-90-20-20
	S 2060	R30B	18	5-90-0-25
	S 2060	R40B	18	38-90-0-0
	S 3055	R50B	13	60-90-0-5
	S 3555	R60B	9	90-100-0-5
	S 3060	R70B	11	90-85-0-0
	S 2565	R80B	13	100-72-0-0
	S 2065	R90B	17	100-48-0-0
	S 1565	B	23	95-5-0-20
	S 2055	B10G	24	90-0-20-20
	S 2555	B20G	22	93-0-30-35
	S 2555	B30G	24	92-0-40-20
	S 2555	B40G	23	98-0-55-15
	S 2060	B50G	26	100-0-55-0
	S 2555	B60G	25	100-0-58-0
	S 2060	B70G	27	100-0-60-0
	S 2555	B80G	23	100-0-68-5
	S 2060	B90G	26	80-0-62-0
	S 1565	G	29	90-0-78-0
	S 1070	G10Y	33	75-0-75-0
	S 0570	G20Y	44	60-0-70-0
	S 0570	G30Y	49	50-0-80-0
	S 0570	G40Y	51	40-0-48-0
	S 0565	G50Y	57	35-0-82-0
	S 0570	G60Y	61	30-0-90-0
	S 0570	G70Y	67	22-0-90-0
	S 0570	G80Y	67	10-0-95-0
	S 0575	G90Y	67	7-3-100-0

** Das vorangestellte »S« steht für die 2. Edition der Farbmuster des NCS-Systems.*

**Die hier aufgeführten Farben sind mit standardisierten NCS-Mustern noch exakter nachzuvollziehen.*

*** HBW ist die Abkürzung für »Hellbezugswert«.*

THEORIE

Der Vorgang des Sehens

Beim Sehvorgang gelangen Lichtwellen durch Hornhaut und Linse des Auges auf die Netzhaut. Hier befinden sich die sogenannten Fotorezeptoren. Zu den Fotorezeptoren zählen die lichtempfindlichen Stäbchen, die nachts und bei Dämmerung das Hell-Dunkel-Sehen ermöglichen, und die Zapfen, die für das Farbensehen bei Tag verantwortlich sind.

Im Zentrum der Netzhaut, auf gerader Linie zur Pupille, liegt der gelbe Fleck, die *Macula lutea*, in dessen Mitte sich wiederum die so genannte Sehgrube oder *Fovea centralis* befindet. Während sich die Stäbchen und Zapfen sonst auf der gesamten Netzhaut unterschiedlich dicht verteilen, gibt es in der Sehgrube hauptsächlich Zapfen.

Die Sehgrube ist der funktionell wichtigste Teil der Netzhaut. Immer wenn wir einen Gegenstand betrachten, fällt sein Bild durch die Pupille genau auf diese *Fovea centralis*.[3] Als Ort des schärfsten Sehens ist die Sehgrube für das Farbensehen und für das hohe Auflösungsvermögen verantwortlich.

Nachdem die Stäbchen und Zapfen das eintreffende Licht in elektrische Impulse umgewandelt haben, verlassen diese elektrischen Signale die Netzhaut wieder über den blinden Fleck.[4] Als blinder Fleck wird die Stelle der Netzhaut bezeichnet, an welcher der Sehnerv, der *Nervus opticus*, in das Auge eintritt. Über den Sehnerv und die Sehbahn werden die elektrischen Impulse weiter zum Sehzentrun im Gehirn geleitet.

3 Eine »Nadel im Heuhaufen« zu finden ist ebenso schwer, als suche man in einem mit Menschen gefüllten Raum das Gesicht eines ganz bestimmten Freundes. Der Grund dafür ist, dass die Details des Gesichts genau auf die Stelle des schärfsten Sehens fallen müssen, damit man das Gesicht genügend scharf sieht. Alle anderen Gesichter, die außerhalb dieser Sehgrube auf die (stäbchendominierte) Netzhaut fallen, können nicht erkannt werden.

4 Der so genannte »blinde Fleck« darf nicht mit dem »gelben Fleck« bzw. der *Macula lutea* verwechselt werden. An der Stelle des blinden Flecks befinden sich keine Sinneszellen, das bedeutet, der Fleck ist wirklich »blind«.

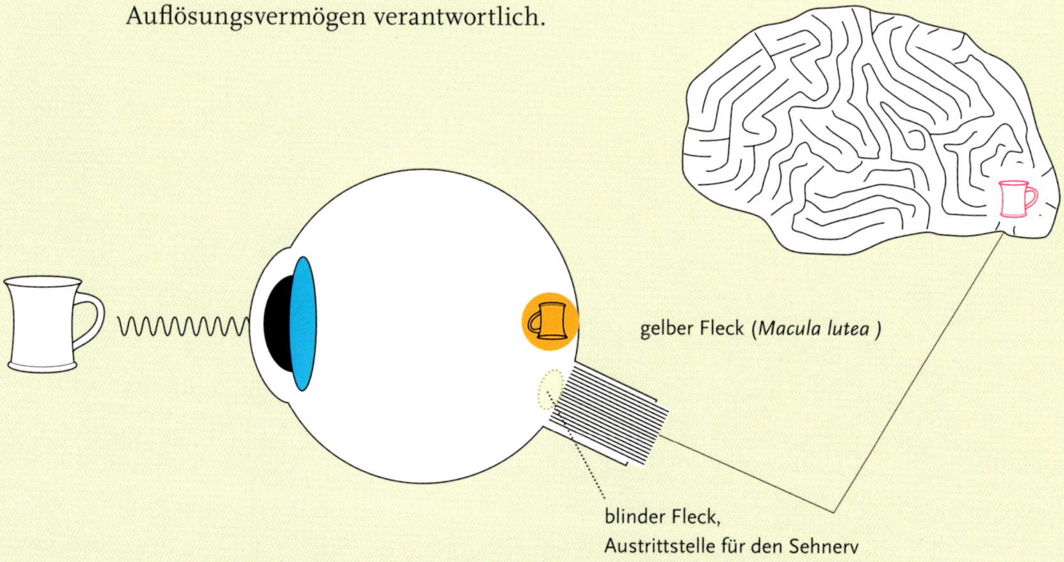

Lichtwellen treffen vom Objekt durch die Pupillenöffnung direkt auf die Netzhaut. Dort liegt der gelbe Fleck, die *Macula lutea* oder auch die **»Stelle des schärfsten Sehens«**. Hier wird der gesehene Gegenstand umgekehrt abgebildet. Dann werden die Signale als elektrische Impulse über den Sehnerv zum primären Sehzentrum im Gehirn weitergeleitet.

THEORIE

Das Farbensehen

Der Mensch nimmt elektromagnetische Strahlung mit Wellenlängen von 400 bis 750 Nanometer (nm) als sichtbares Licht wahr. Den langwelligen Teil des Lichts sieht man als Rot. Licht mit einer mittleren Wellenlänge als Grün und kurzwelliges Licht wird als blauviolett erkannt. Das Licht, das selbst nicht farbig ist, wird zuerst in der Netzhaut des Auges von den Fotorezeptoren, den Stäbchen und Zapfen absorbiert. Bei Tageslicht sind die weniger lichtempfindlichen Zapfen aktiv, die nicht nur feine Details hoch auflösen, sondern auch Farben unterscheiden können.

Um Farben zu differenzieren, werden die Zapfen in rote, grüne und blaue Typen unterteilt, die jeweils für einen Wellenbereich stehen. Im Bereich der Sehgrube sind mehr langwellige Zapfen vorhanden.

Nachdem der nichtfarbige Lichtstrahl im Auge auf den gelben Fleck der Netzhaut getroffen ist, wird er in elektrische Impulse umgewandelt und weitergeleitet. In den nachgeschalteten Hirnstrukturen kommt es dann zu einer Empfindung, die man »Farbe« nennt.

Karl Gegenfurtner, Professor für allgemeine Psychologie an der Universtät Gießen erklärt, warum es für den Menschen wichtig ist, Farbe erkennen zu können:

»Fast alle Objekte unserer Umwelt weisen unter natürlichen Beobachtungsbedingungen eine unregelmäßige Helligkeitsverteilung (Textur) auf. Es ist oftmals sehr schwer, Texturen natürlicher Objekte voneinander abzugrenzen, z.B. wenn [...] eine Blüte von Blättern unterschieden werden soll. Die Farbinformation ermöglicht uns, diese Unterscheidungen schnell und effizient zu treffen. Farbe wird daher besser definiert als diejenige Empfindung, die es uns erlaubt, Objekte leicht voneinander zu unterscheiden, die auf Grund ihrer Textur nur schwer unterscheidbar sind.« (Gegenfurtner und Rieger, 2002, S. 805 ff.)

Im Zentrum der Sehgrube gibt es hauptsächlich Zapfen, die für das Farbensehen benötigt werden. Bei Erkrankungen in diesem Bereich, wie z.B. der Makuladegeneration, ist also auch das Farbensehen beeinträchtigt.

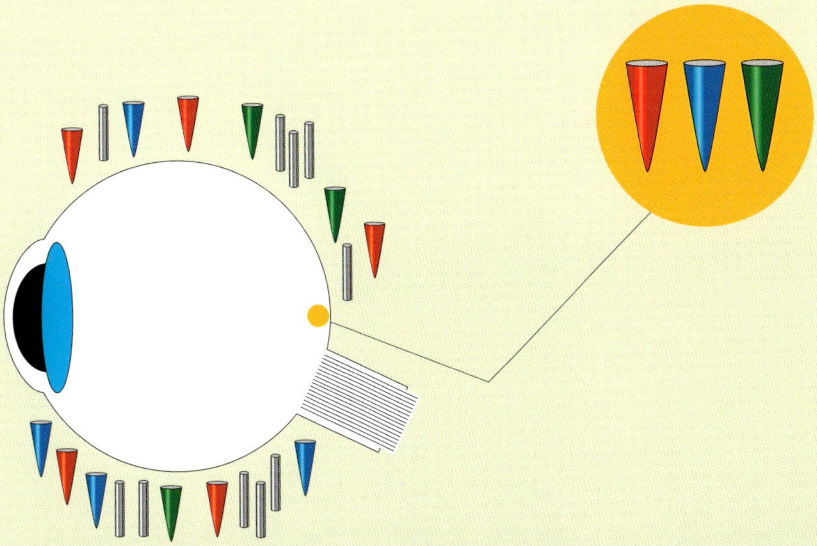

THEORIE

Die Dreifarbentheorie

Die Dreifarbentheorie des Farbensehens wurde im 19. Jahrhundert von zwei Wissenschaftlern entwickelt. Der Arzt und Physiologe Thomas Young (1773–1829) bewies durch Experimente, dass auf der Netzhaut des menschlichen Auges Sinneszellen für das Farbensehen vorhanden sind. Mischt man die drei primären Spektralfarben Rot, Grün und Blau miteinander, kann jede beliebige Farbe erzeugt werden. »Weil zur Herstellung einer dem Testfeld entsprechenden Farbe mindestens drei Wellenlängen nötig sind, schlug Thomas Young (1802) die trichromatische oder Dreifarbentheorie der Farbwahrnehmung vor.« (Goldstein, 2002, S. 153)

Diese Theorie wurde später von dem deutschen Physiker und Physiologen Hermann von Helmholtz (1821–1894) weiter ausgearbeitet. Zusammengefasst besagt die Dreifarbentheorie »dass die Farbwahrnehmung auf drei Rezeptortypen basiert, wovon jeder eine unterschiedliche spektrale Sensibilität aufweist. Licht mit einer bestimmten Wellenlänge stimuliert die drei Rezeptorarten unterschiedlich stark, und das Aktivitätsmuster löst im Gehirn eine Farbempfindung aus.« (vgl. Universität Mannheim).

Helmholtz veröffentlichte zwischen 1856 und 1857 sein *Handbuch der physiologischen Optik*. Hier stellte er erstmals drei Konstanten vor, nach denen heute immer noch Farben charakterisiert werden: Farbton (Buntton), Sättigung und Helligkeit. In Anlehnung an die Theorie von Young konnte er ferner darlegen, dass Spektralfarben stärker leuchten und gesättigter erscheinen als Pigmente, da letztere sich subtraktiv mischen (→ Seite 23).

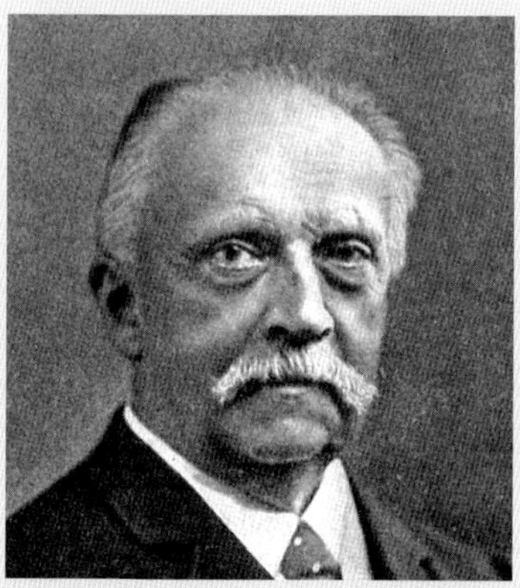

Hermann Ludwig Ferdinand von Helmholtz, deutscher Physiologe und Physiker. Geboren am 31. August 1821 in Potsdam, gestorben am 8. September 1894 in Charlottenburg.

THEORIE
Die Gegenfarbtheorie

Allerdings gibt es Phänomene, die sich mit der Dreifarbentheorie nicht erklären lassen: Helmholtz zufolge müsste Gelb als Mischung aus Rot und Grün zustande kommen, und das stimmt mit der menschlichen Erfahrung nicht überein. Dieser Meinung war jedenfalls der Physiologe Ewald Hering. Er veröffentlichte 1878 in Wien die *Lehre vom Lichtsinn*, indem er seine eigene Theorie vorstellte, die auf dem menschlichen Farbempfinden basiert.

Hering behauptete, dass die Farbe Gelb eine elementare Empfindung ist und nicht auf eine Mischung aus Rot und Grün zurück zu führen sei. So folgerte er nach verschiedenen Experimenten, dass es nicht drei, sondern vier elementare Farbempfindungen oder psychologische Primärfarben gibt, nämlich Rot, Grün, Gelb, Blau.

Diese vier Primärfarben sind wahrnehmungsbedingt, also perzeptuell, zu je einem Gegenfarbpaar verbunden, nämlich Blau-Gelb und Rot-Grün. Dabei schließen sich die Paare nach dem Farbempfinden generell gegenseitig aus: Blau kann entweder ins Rot oder Grün, aber niemals ins Gelb übergehen. Rot geht entweder ins Gelb oder ins Blau, aber niemals ins Grün, wie jeder Farbkreis nachvollziebar darstellt.

Nachgewiesen hat Hering diese Gegenfarbpaare mit Versuchen: Die Betrachtung eines roten Feldes erzeugt ein Nachbild in der Gegenfarbe, also Grün. Dasselbe geschieht bei der Fixierung der Farbe Blau, die nach einigen Sekunden – wenn man auf ein weißes Blatt Papier schaut – ein gelbes Nachbild erzeugt.

Ein weiterer Faktor, der Hering zu seiner Gegenfarbtheorie führte, war die Tatsache, »das rotblinde Menschen auch grünblind sind und dass Menschen, die kein Blau sehen können, auch kein Gelb sehen« (Goldstein, 2002, S. 155).

Aus diesen Beobachtungen leitete er die gegensätzlichen Farbenpaare Rot/Grün und Blau/Gelb ab. Durch weitere Versuche kam später als drittes Paar Schwarz/Weiß hinzu, um die Helligkeit zu erfassen.

Dass bei der menschlichen Farbwahrnehmung beide Theorien aus dem 19. Jahrhundert von Bedeutung sind, konnte dann mehr als 70 Jahre später nachgewiesen werden. Heute weiß man, dass die Erregungsvorgänge durch Lichtreize auf der Netzhaut entsprechend der »Young-Helmholtz-Theorie« erfolgen, die Weiterverarbeitung zur Farbempfindung jedoch der Heringschen Vorstellung entsprechen (vgl. Welsch und Liebmann, 2007, S. 228).

Karl Ewald Konstantin Hering,
Hirnforscher und Physiologe. Geboren am 5. August 1834 in Altgersdorf, gestorben am 26. Januar 1918 in Leipzig.

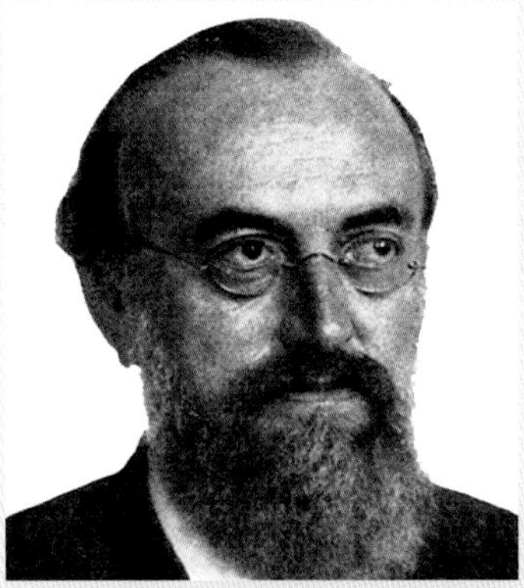

THEORIE

Das additive Farbmodell

Das additive Farbmodell[5] wird »additiv« genannt, weil die Lichtwellen im Gehirn addiert werden. Die drei Grund- oder Primärfarben sind Rot, Grün und Blau. Beim additiven Farbmodell gibt es nur die Lichtquelle und den Betrachter, das heißt, es sind keine Objekte dazwischen, die die Lichtwellen absorbieren oder reflektieren.

Weil die Lichtwellen direkt ins menschliche Auge gelangen und nicht von einem Objekt reflektiert werden bevor sie auf die Netzhaut treffen, ist die Farbintensität der Lichtwellen größer als bei der subtraktiven Farbmischung. Die Fotorezeptoren arbeiten beim additiven Farbmodell mit höherer Kraft und erzeugen stärkere elektrische Impulse, die das Gehirn als Farbe interpretiert (vgl. Drew und Meyer, 2005, S. 108).

Nach diesem Prinzip funktionieren zum Beispiel Scheinwerfer, Computermonitore und Fernseher. Farben auf einem Monitor sind demnach also nie identisch mit den Farben eines gedruckten Erzeugnisses.

Die additive Farbmischung lässt sich im übrigen gut an jedem Computer nachvollziehen: Man nehme die Farbpalette eines Programmes (z.B. Word) und stelle sich den RGB-Farbregler[6] ein: Bewegt man den roten und den grünen Regler nach rechts, dann erhält man ein sattes Gelb. Mischt man Blau und Rot, dann sieht man ein Violett. Genau so funktionieren die Zapfen im Auge: Weiß wird wahrgenommen, wenn alle drei Zapfenarten (Rot, Grün und Blau) gleichzeitig voll angesprochen werden. Um Gelb zu sehen, werden die blauen Zapfen nur ganz wenig angesprochen, die roten und grünen jedoch intensiver. Um Rot zu sehen, müssen die auf Rot ansprechenden Zapfen mit voller Kraft arbeiten, die beiden anderen sind weniger beteiligt.

5 Die Grundfarben des additiven Farbsystems sind die »Lichtfarben« Rot, Grün, Blau.

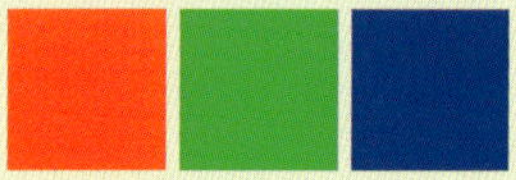

6 Ein Farbregelsystem (unten) aus dem Adobe Indesign-Programm. Aber auch in anderen Programmen wie Corel Draw, Photoshop und Word findet man diese Regler.

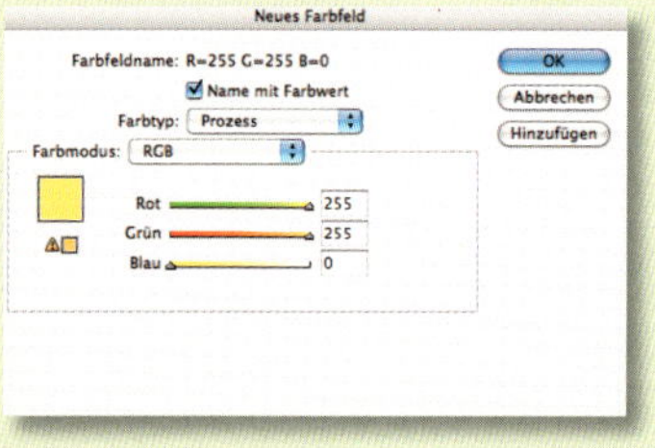

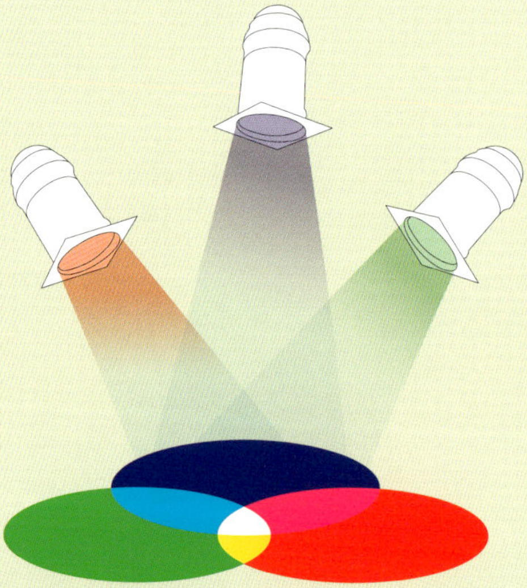

Projiziert man mit Hilfe eines Scheinwerfers **durch einen rotfarbigen Filter** einen Lichtfleck an die Wand und legt darüber ein grünes Licht, so ergibt die Mischung eine gelbe Farbe. Rot und Blau ergeben in der additiven Farbmischung eine Art Violett, das aber viel strahlender und leuchtender als bei dem subtraktiven Mix von Magenta und Cyan.

THEORIE

Die subtraktive Farbmischung

Im Unterschied zur additiven Farbmischung liegt beim »CMYK-Modell«[7] die subtraktive Farbmischung zu Grunde, die Mischung von Körperfarben. Die subtraktive Farbmischung wird für den Gestalter wichtig, wenn es um die Gestaltung von Dingen und Objekten geht, die nicht selbst leuchten. Voraussetzung ist also, dass das gesamte Licht in einem dreidimensionalen Raum auf einen Gegenstand fällt, von diesem zurückgeworfen wird und dann ins Auge des Betrachters gelangt.

Wenn alle Lichtwellen von dem Gegenstand geschluckt oder absorbiert werden, dann erscheint das Objekt Schwarz. Wird nur ein Teil des Lichtes absorbiert und der Rest zurückgeworfen bzw. reflektiert, dann hat der Gegenstand eine andere Farbe als Schwarz. Ein Beispiel: Eine Lichtquelle – die Sonne – strahlt weißes Licht auf einen roten Apfel. Der Apfel absorbiert das meiste Licht und reflektiert nur die Wellenlängen im roten Bereich.

Primärfarben oder Grundfarben des subtraktiven Farbmodells sind Cyan, Gelb und Magenta. Obwohl alle drei Farben mit einem Farbwert von 100% übereinander gelegt, die Farbe Schwarz ergeben, wird in der Druckindustrie als vierte Farbe zusätzlich noch ein Schwarz (Key) hinzugefügt, damit eine gewisse Farbtiefe erreicht wird. Im Druckbereich und auch im Schilderdesign gelten Schwarz und Weiß als eigenständige Farben.

7 Die Abkürzung CMYK steht für Cyan, Magenta, Yellow und Key. Der Begriff »Key« anstelle von »Black« wurde eingeführt, da das »B« im Englischen für »Blue« steht.

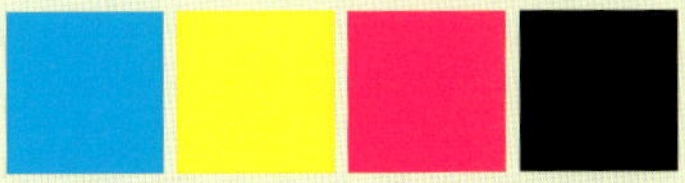

Mischt man die so genannten »Körperfarben« Magenta und Cyan miteinander, ergibt die Mischung ein Violett. Gelb und Cyan ergeben gemischt die Farbe Grün. **Subtraktive Farben haben nicht die Brillanz und die Leuchtkraft wie die additiven Farben.** Das Prinzip der subtraktiven Farbmischung gilt natürlich für alle anderen Farben »aus der Tube«.

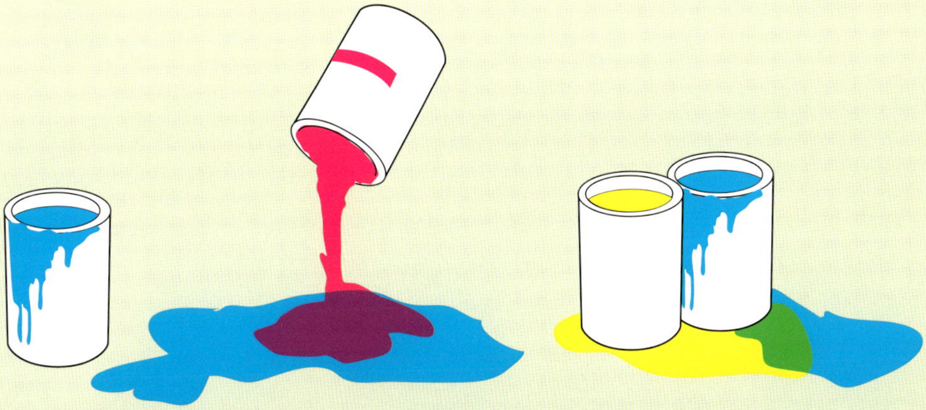

LÖSUNGSANSÄTZE

Farbwahl mit dem NCS-System

Am Beispiel der Beschilderung für die Stockwerke eines Seniorenheimes soll die Arbeitsweise mit dem NCS-System erklärt werden. Der wichtigste Faktor dabei ist, dass man durch verschiedene Helligkeiten eine eindeutige Unterscheidung zwischen den Farben erzielen muss.

Schritt 1 Zuerst werden **zwei Grundfarben aus dem NCS-System ausgesucht.** Hier wurden die Farbe Blau mit einem geringen Rotanteil (R90B) gewählt sowie die Farbe Grün, die einen Stich ins Blaue (B40G) geht.

R90B

B40G

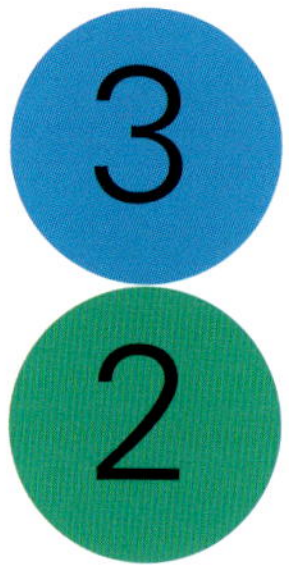

Schritt 2 Dann wird der Buntanteil der ersten Farbe genauer festgelegt. Entscheidungskriterium ist, ob die Farbe näher bei Grau oder näher an der reinen Farbe liegen soll. Hier wurde sich für 60 % Buntanteil des Grundfarbtons R90B entschieden.

Nuance	R90B	HBW	CMYK
0510		77	11-0-0-0
1010		66	12-0-0-10
1560		24	80-30-0-0
2060		20	90-40-0-0
3060		12	100-60-0-15
3560		9	100-60-0-30
2065		17	100-48-0-0
3065		10	100-60-0-20

S ??60-R90B

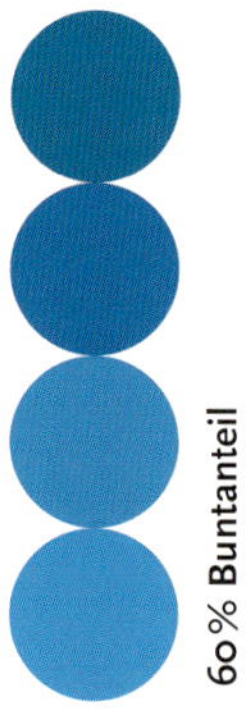

Schritt 3 Ist der Buntanteil der ersten Farbe festgelegt worden, **wird aus der Tabelle (→ Seite 17) der Hellbezugswert (HBW) bestimmt.** Je höher die Prozentzahl, desto heller die Farbe. Je niedriger die Prozentzahl, desto dunkler ist die Farbe.

Nuance	R90B	HBW	20
1560		24	80-30-0-0
2060		20	90-40-0-0
3060		12	100-60-0-15
3560		9	100-60-0-30

S 3560-R90B

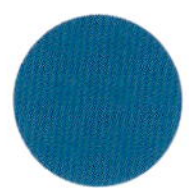

Schritt 4 Die zweite Farbe wird ebenfalls nach den eben genannten Schritten ausgewählt: Zuerst den Anteil des Bunttons bestimmen.

Nuance	B40G	HBW	CMYK
1040		48	60-0-29-0
2040		36	72-0-35-5
4055		12	100-0-52-30

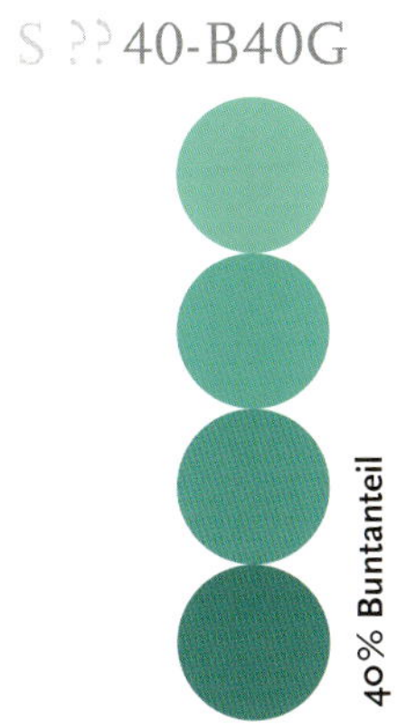

Schritt 5 Danach den Hellbezugswert aussuchen. Allerdings jetzt **mit entsprechend großer Differenz zum ersten Farbton!** Für die Zielgruppe dieses Beispiels, die bereits altersbedingt unter Sehschwächen leidet, ist ein hoher Unterschied (etwa 40 %) hinsichtlich der Helligkeit der Farben sinnvoll (→ Seite 14). Das gilt besonders bei Farben, die aufgrund der Gelbtrübung als ähnlich wahrgenommen werden!

Nuance	B40G	HBW	CMYK
1040		48	60-0-29-0
2040		36	72-0-35-5
3040		25	82-0-40-20
4055		12	100-0-52-30
3060		18	98-0-48-30

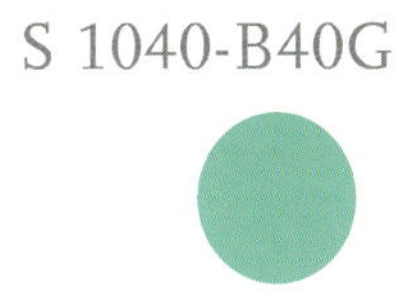

Schritt 6 Damit Alte und Hochaltrige die Stockwerkbezeichnung auch noch bei sparsamer Beleuchtung lesen können, muss für die Zahl der Etagenbeschriftung eine sehr viel hellere Farbe gewählt werden. Bei Text auf farbigem Grund sind etwa 70 % Kontrastunterschied optimal.

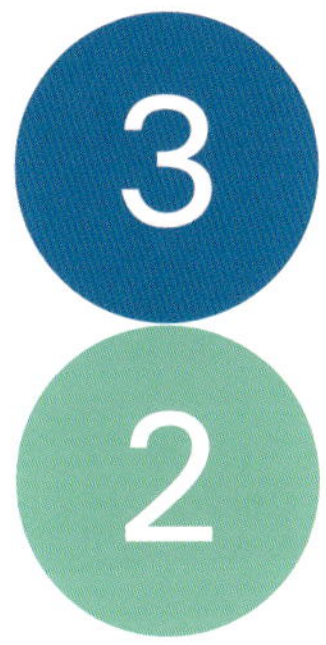

Betrachten Sie den Vorher-Nachher-Unterschied der rechts stehenden Zahlen mit der gelben Folie. Legen Sie darüber zusätzlich die beiden anderen Folien. Sie simulieren den grauen Star und die Verkleinerung der Pupille (→ Seite 77 und Seite 95).

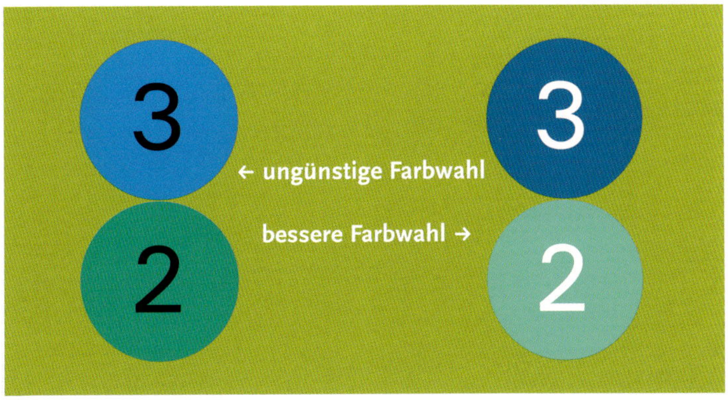

LÖSUNGSANSÄTZE

Weitere Empfehlungen für den Umgang mit Farbe

Für Menschen, die von einer Veränderung der Farbwahrnehmung betroffen sind, wird die Umwelt kontrastärmer, farbloser und matter. Bei anderen Sehstörungen wie z.B. einer Katarakt (→ Seite 77) werden zusätzlich noch die Buchstaben und Bilder verschleierter und trüb. Deshalb ist bei einer farbigen Textgestaltung ein guter Kontrast zwischen Vorder- und Hintergrund wichtig für die Identifizierung der Buchstaben. Man kann auch durchaus farbigen Text auf farbigen Hintergrund setzen, wenn auf eine hohe Differenz der Helligkeitskontraste bzw. der Hellbezugswerte (HBW) geachtet wird. Idealerweise beträgt der Kontrast zwischen Text und Hintergrund mehr als 70%.

Hier sind Farben aus der NCS-Farbpalette verwendet worden, weil für diese Farben die Helligkeitswerte bekannt sind! Siehe auch S. 16

Bei Text auf farbigem Grund sollte die Differenz der Hellbezugswerte bei etwa 60% bis 70% liegen, damit auch ältere Augen die Informationen gut lesen können.

- S 0580-Y / HBW 69
- S 8505-R80B / HBW 5

Bei Text auf farbigem Grund sollte die Differenz der Hellbezugswerte bei etwa 60% bis 70% liegen, damit auch ältere Augen die Informationen gut lesen können.

- S 8505-R80B / HBW 5
- S 0520-R / HBW 67

Bei Text auf farbigem Grund sollte die Differenz der Hellbezugswerte bei etwa 60% bis 70% liegen, damit auch ältere Augen die Informationen gut lesen können.

- S 0505-R30B / HBW 81
- S 2565-R80B/ HBW 13

Bei Text auf farbigem Grund sollte die Differenz der Hellbezugswerte bei etwa 60% bis 70% liegen, damit auch ältere Augen die Informationen gut lesen können.

- S 3555-R60B / HBW 9
- S 0520-B10G / HBW 69

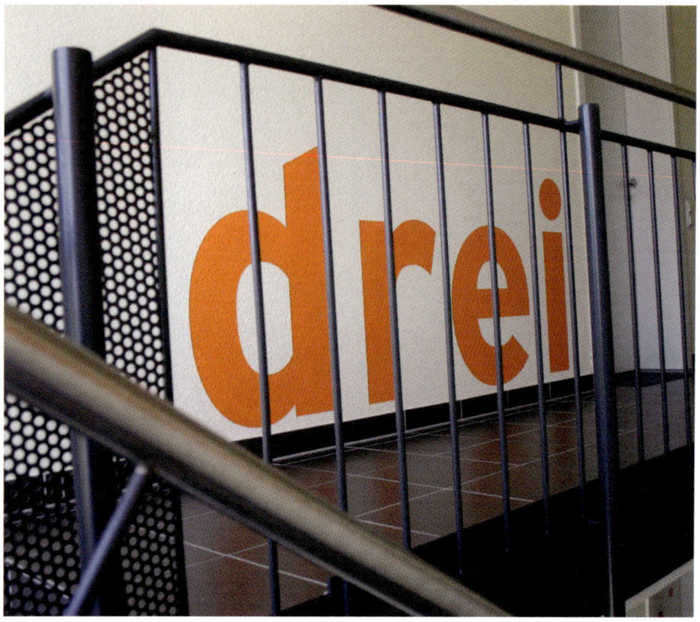

Oft werden für alte Menschen die Wände, Räume und Treppenhäuser in fremder Umgebung farblich gekennzeichnet. Hier ist eine Anpassung an die veränderte Farbwahrnehmung und die Arbeit mit Hellbezugswerten erheblich einfacher, da die Hersteller von Industriefarben (z.B. Brillux) im Allgemeinen den Hellbezugswert auf der Rückseite der Farbfächer angeben.

Die Farben **Grün und Blau** sollten möglichst nicht ohne differenzierende Helligkeitswerte nebeneinander verwendet werden. Die Zuordnung der Farben ist sonst aufgrund der veränderten Farbwahrnehmung nicht eindeutig (→ Seite 12), und es kann leicht zur Verwechslung kommen. Man wählt eine der beiden Farben besonders hell und die andere sehr dunkel. Je größer die Differenz der Helligkeiten, desto besser ist der Unterschied zu erkennen.

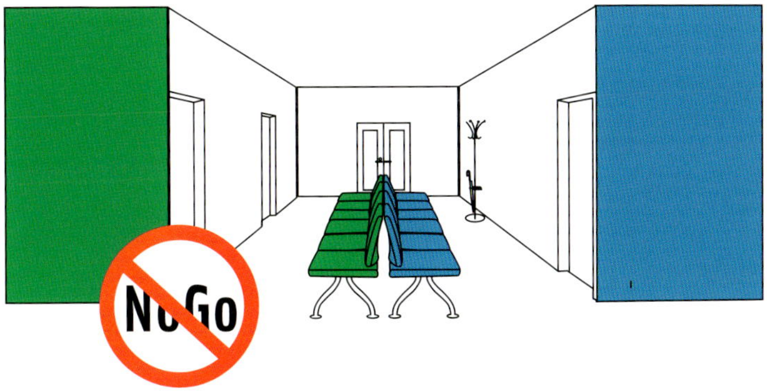

Betrachten Sie die Unterschiede mit der gelben Testfolie. Im Zweifelsfall ist es besser, man entscheidet sich nur für Grün *oder* Blau und wählt alternativ dazu eine ganz andere Farbe.

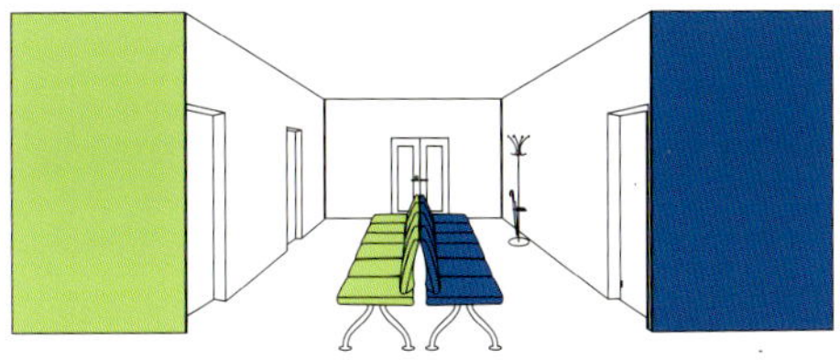

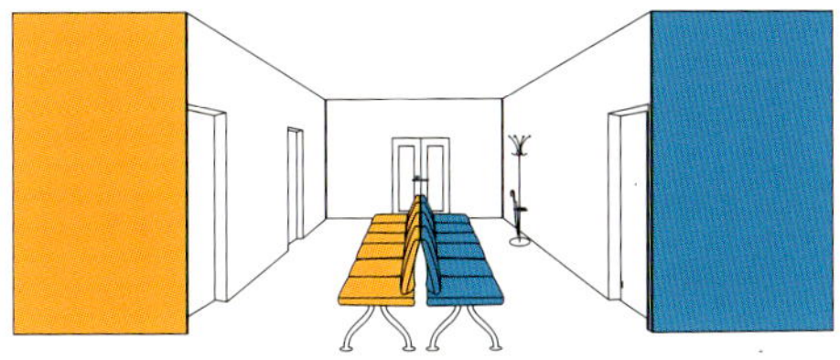

Damit ein alter Mensch nicht nur von der Identifizierung der richtigen Farbe abhängig ist, kann eine **Farbe mit Beschriftung** versehen werden. So ist es eine Möglichkeit, im Zweifelsfall die Farbnamen bzw. den Einsatzbereich des Gegenstandes dazu zu schreiben: blauer Salon, braune Schuhe, blaue Hose, rosa Handtuch für das Gesicht …

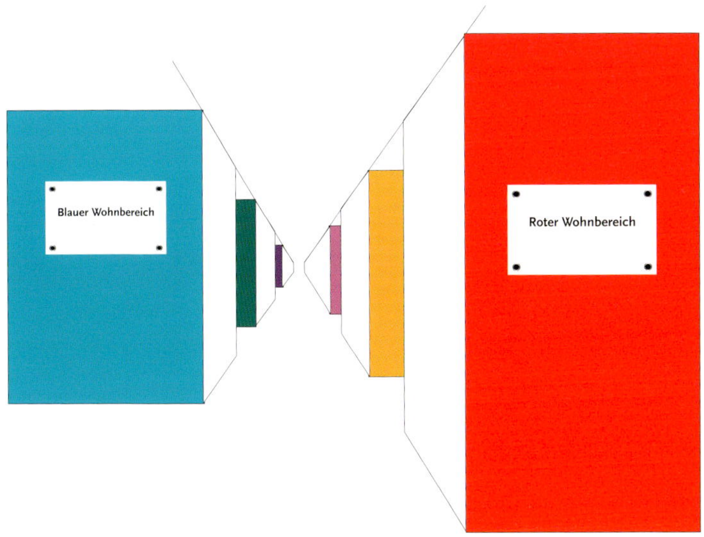

SPECIAL

WENN KÜNSTLERAUGEN ÄLTER WERDEN

Als der Maler Claude Monet etwa 70 Jahre alt war, fiel ihm selber auf, dass er – als Folge der Gelbtrübung der Linse – Schwierigkeiten hatte, die Farben zu erkennen. Er behalf sich damit, die Etiketten auf den Farbtuben zu lesen und die Farben immer an der gleichen Stelle seiner Palette aufzutragen. Als dann einige Jahre später auch noch der graue Star hinzukam, der seine Linsen zusätzlich eintrübte, wurden die Sehstörungen in seinen Arbeiten deutlich sichtbar: Die Bilder wurden großformatiger, waren in sich nicht mehr so detailreich und auch seine Farbwahl veränderte sich. Durch die Gelbtrübung konnte Monet violette, blaue und einige grüne Töne kaum noch sehen und unterscheiden. Also wählte er stattdessen überwiegend die Farben Gelb, Rot und Braun, die er meist kräftig und intensiv auftrug, weil er sie so selber besser wahrnahm.[8]

Monet litt so sehr unter diesen Problemen, dass er in seiner Wut darüber am liebsten seine Bilder zerstört hätte. Er versuchte aber auch, sich seiner Behinderung anzupassen, indem er beispielsweise etwas Abstand von der Leinwand hielt, weil er dann besser sehen konnte. Als der graue Star das Licht zu stark streute und er durch helles Licht geblendet wurde, hörte er auf an Tageszeiten zu malen, an denen die Sonne am intensivsten scheint.

1923 wurde an seinem rechten Auge der graue Star operiert. Auf dem linken Auge hatte er immer noch die »gelb-braune Linsentrübung«, so dass sich Schärfe und Farbwahrnehmung auf beiden Augen unterschied. Er musste sich dann an eine Starbrille gewöhnen, mit der er aber lange Zeit nicht gut zurechtkam. Claude Monet starb 1926 im Alter von 86 Jahren (vgl. Dahm, 2002, S. 36 ff.).

8 Es mag sicher fraglich sein, ob ein sich verändernder Malstil bei alt gewordenen Künstlern auf die Beeinträchtigung des Sehvermögens zurückzuführen ist oder ob es sich um eine freie künstlerische Entscheidung handelt. Dr. Ralf Dahm, derzeit Forschungsgruppenleiter am Zentrum für Hirnforschung der Medizinischen Universität von Wien, hat sich in seinem interessanten Artikel (→ Seite 102) mit der Frage auseinandergesetzt, welchen Einfluss altersbedingte Augenkrankheiten auf die Malweise bekannter Künstler hatten.

Da Monet über Jahrzehnte hinweg immer wieder dieselben oder ähnliche Motive gemalt hat, kann man sehr gut verfolgen, wie sich die Farben und Formen in seinen Bildern im Laufe der Jahre verändert haben.

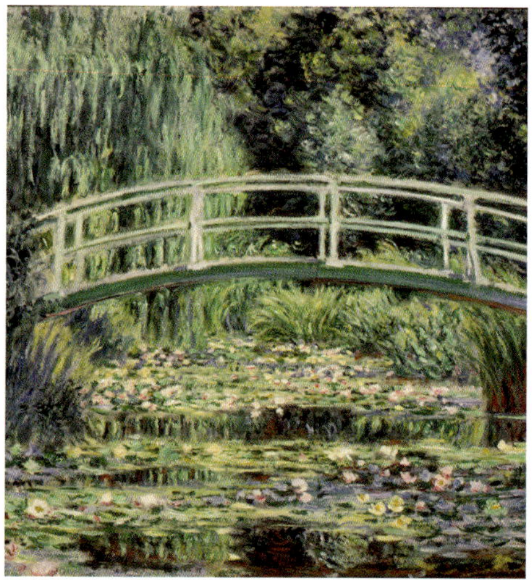

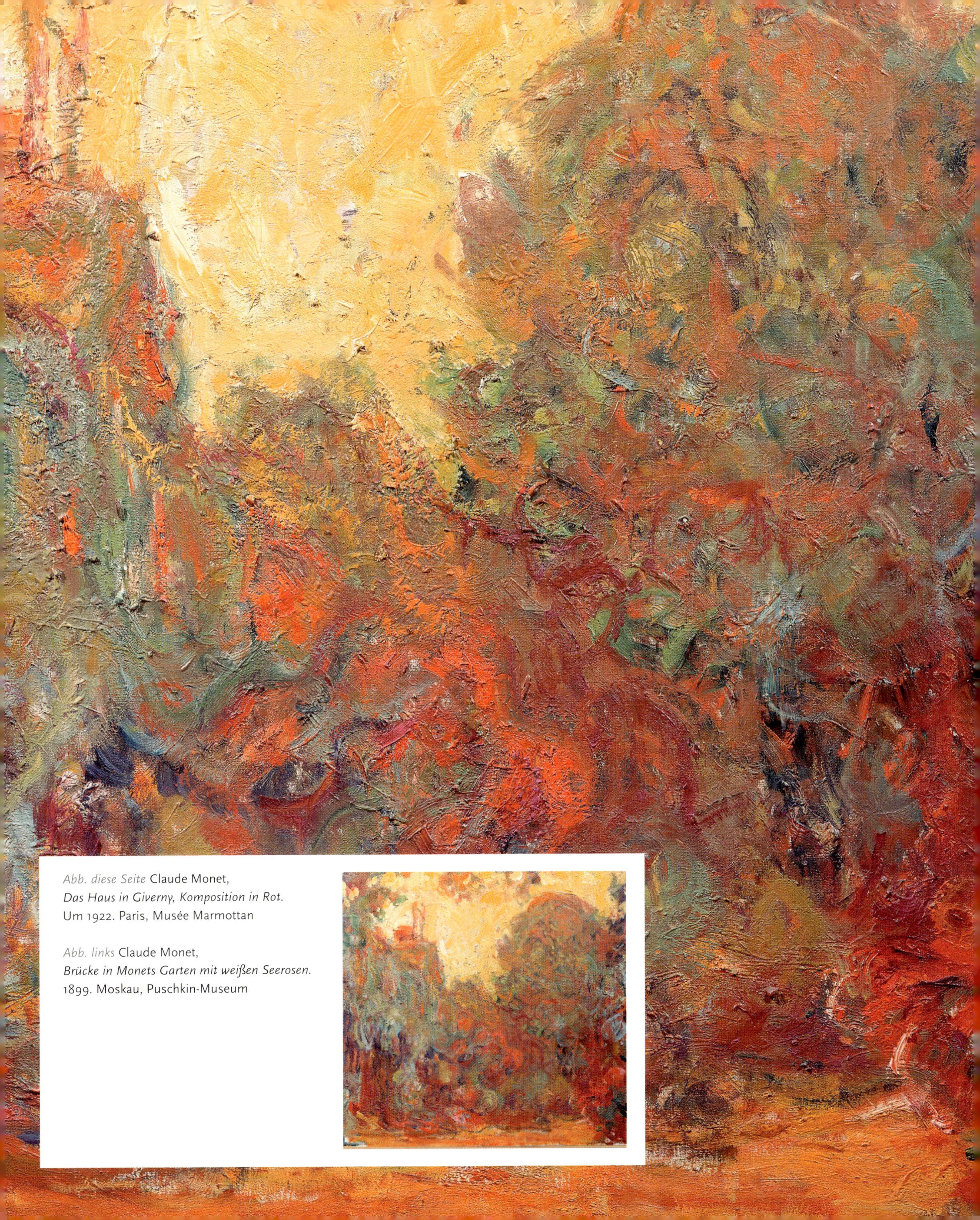

Abb. diese Seite Claude Monet,
Das Haus in Giverny, Komposition in Rot.
Um 1922. Paris, Musée Marmottan

Abb. links Claude Monet,
Brücke in Monets Garten mit weißen Seerosen.
1899. Moskau, Puschkin-Museum

BILDER werden einer textlichen Information hinzugefügt oder stehen mit ihrer Aussage für sich selbst. Um verschiedene Zielgruppen anzusprechen, werden oft besondere Bildsprachen verwendet. Im Werbe-Alltag ist das eine Selbstverständlichkeit. Doch Menschen mit der Alzheimer-Krankheit sind zunehmend beeinträchtigt, wenn es darum geht, Bilder zu »lesen«: Die Zeichen in einem Bild können oft gar nicht mehr interpretiert werden, bildliche Aufforderungen, Hinweise oder Warnungen werden nicht mehr verstanden.

Ein Gestalter muss sich auf die Bildebene der Zielgruppe einlassen. Deshalb werden in diesem Kapitel die Symptome der Alzheimer-Demenz erklärt. Kenntnisse über die Informationsverarbeitung und die Funktionsweise der Gedächtnissysteme sind aber genauso wichtig. Wenn man das verstanden hat, dann kann es gelingen, bildliche Informationen zu optimieren und damit gleichzeitig visuelle Anregungen* zu schaffen.

* Dass Demenzkranke oft unter einem Mangel an anregenden Impulsen leiden, ist eine bekannte Tatsache. Der Heidelberger Forscher Konrad Beyreuther behauptet, dass dieses Defizit bedingt sein kann »durch die im Alter nachlassende Schärfe des Sehens und des Hörens, durch eine eintönige und reizarme Lebensumgebung ...« (Beyreuther et al., 2002, S. 204). Deshalb ist es besonders wichtig, sich mit dem Thema »visuelle Gestaltung für Menschen mit Alzheimer-Demenz« auseinanderzusetzen.

BARRIERE

Gedächtnisverlust bei der Alzheimer-Krankheit (Stadium I)

Die Alzheimer-Krankheit gehört in die Gruppe der Demenzen und tritt meist mit zunehmendem Alter auf. Unter einer Demenz versteht man »ein Syndrom aus einer erworbenen Störung von Gedächtnisfunktionen sowie weiteren kognitiven Einbußen und Verhaltensdefiziten. [...] Dabei müssen die kognitiven[9] Beeinträchtigungen so stark ausgeprägt sein, daß sie sich in einer reduzierten Alltagskompetenz niederschlagen.« (Lautenbacher und Gauggel, 2004, S. 303). Die Alzheimer-Demenz ist nicht heilbar.

Die Ursache der Alzheimer-Demenz ist zur Zeit immer noch nicht bekannt. Deshalb ist auch eine Therapie, die die Ursache beseitigt, zur Zeit noch nicht möglich. Der Verlauf der Erkrankung ist schleichend und kontinuierlich. Da anfangs Symptome kaum bemerkt werden, lässt sich der Krankheitsbeginn nicht genau ermitteln. Im Anfangsstadium sind die Betroffenen noch in der Lage, ihre Defizite geschickt zu überspielen. Doch allmählich können die Symptome nicht mehr kompensiert werden, und die Ausfälle werden auch vom sozialen Umfeld registriert.

9 »Kognition ist eine ungenaue Sammelbezeichnung für alle Vorgänge und Inhalte, die mit dem Gewahrwerden und Erkennen zusammenhängen. Kognition ist Ausdruck für jeden Prozess, durch den ein Lebewesen Kenntnis von einem Objekt erhält oder sich seiner Umwelt bewusst wird. Zur Kognition zählen: Wahrnehmung, Erkennen, Vorstellung, Urteilen, Gedächtnis, Lernen, Erinnerung, Denken, aber auch Vermutung, Erwartung, Plan und Problemlösen.« (Institut für Deutsche Gebärdensprache und Kommunikation Gehörloser)

In der Vorphase der Alzheimer-Krankheit, der sogenannten Prädemenzphase, treten bereits **leichte Merkschwächen**, Konzentrationsschwierigkeiten und Aufmerksamkeitsstörungen auf. Der Alltag kann aber noch mit etwas Kreativität gut organisiert werden.

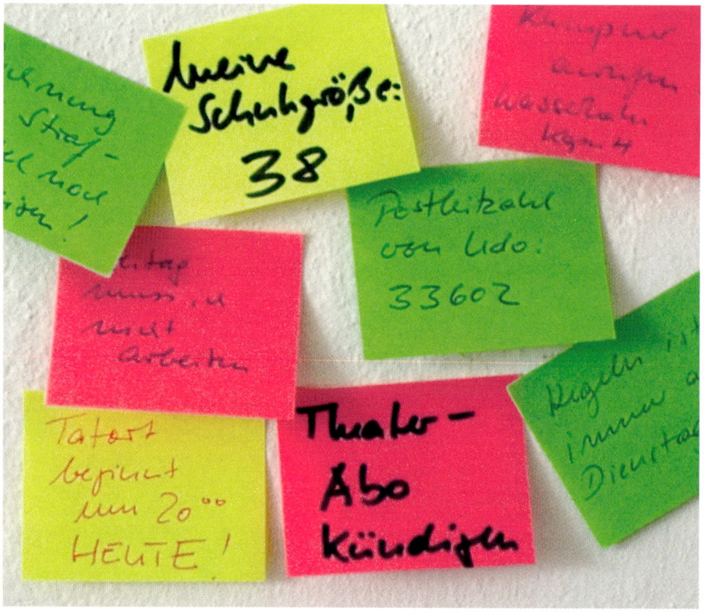

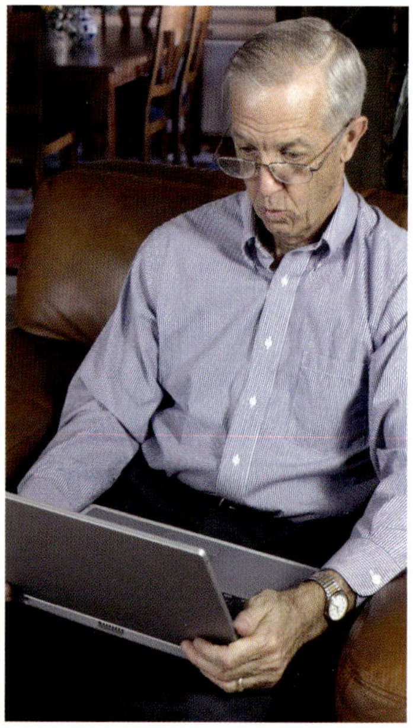

Auch **diskrete Defizite in der Einspeicherung** von neuem Lernmaterial machen sich im Vorstadium bemerkbar. Das heißt, Neues wird schwerer erlernt und gespeichert.

Das Neulernen – darunter versteht man Speicherung und Abruf von neuen Informationen – ist bereits im Anfangsstadium der Demenz erheblich beeinträchtigt. Die Betroffenen vergessen immer wieder Gesprächsinhalte, Namen, soeben gelesene Texte oder getroffene Verabredungen. Der sprachliche Ausdruck wird unpräzise, das Gesprächsverhalten insgesamt ist verändert. Da aber die Sprachproduktion noch flüssig und die Aussprache korrekt ist, kann diese Form der Sprachstörung für längere Zeit unbemerkt bleiben, besonders wenn man den früheren Sprachstil des Patienten nicht kennt.

Unsicherheiten beim Benennen von Gegenständen werden kaschiert, indem Worte umschrieben werden. Fällt dem Patienten das Wort »Schnee« nicht ein, kann beispielsweise eine Wortkreation wie »Wintersand« zustande kommen.

Die allgemeine Aufmerksamkeit lässt nach, der Betroffene ermüdet schneller. Komplizierte Formen und Muster werden oft nur mit Mühe erkannt.

Das Kurzzeitgedächtnis (→ Seite 42) sowie das semantische und biografische Gedächtnis können in diesem Stadium noch unbeeinträchtigt sein (vgl. Lautenbacher und Gauggel, 2004, S. 317).

Die Erinnerung für eigene Absichten lässt nach, und die Merkspanne ist schon reduziert. Denken, Planen und Handeln sind zuerst nur bei komplexen Aufgaben beeinträchtigt, zum Beispiel bei der Bewältigung der beruflichen Aufgaben. Auch das Führen des eigenen Bankkontos kann zum Problem werden. Einfache Alltagsaktivitäten sind jedoch noch nicht deutlich eingeschränkt.

Die berufliche Arbeitsleistung nimmt deutlich ab, so dass die Betroffenen ihrer Tätigkeit bald nicht mehr nachgehen können.

Das **Planen und Handeln** bei komplexen Aufgaben fällt zunehmend schwer. »Vorausschauendes Erinnern«, wie Schach spielen oder an eine Verabredung denken, ist oft nicht mehr möglich. (Inhaltliche Gedächtnissysteme → Seite 44)

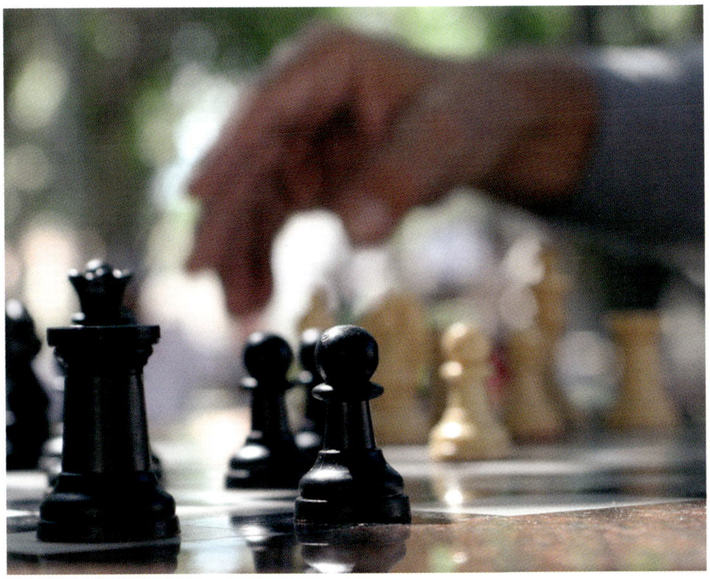

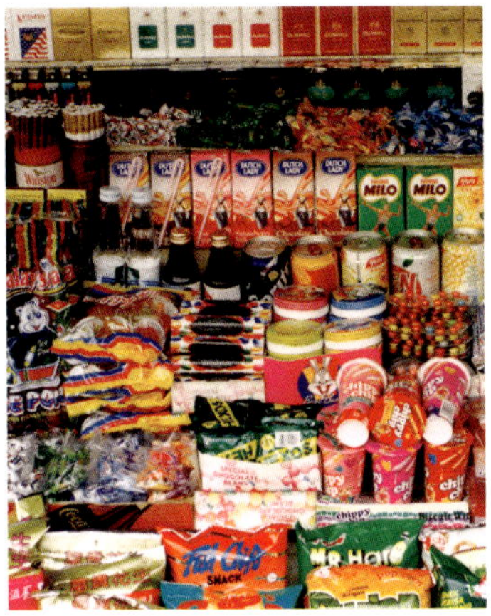

Ein »Zuviel« an Reizen führt zu Verwirrung, weil die Aufmerksamkeit deutlich reduziert ist. Im fortgeschrittenen Stadium sind die Betroffenen auch immer schneller ablenkbar.

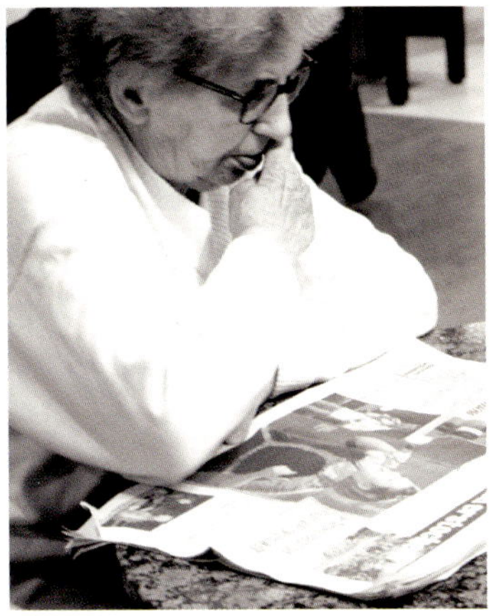

Speicherung und Abruf von neuen Informationen sind im Stadium der leichten Demenz eindeutig erschwert. Außerdem ist die Konzentration deutlich herabgesetzt.

BARRIERE
Gedächtnisverlust bei der Alzheimer-Krankheit (Stadium II)

Mit fortschreitender Krankheit erreichen die Patienten bald das Stadium der mittelgradigen Demenz. Die Störungen der verschiedenen Gedächtnisfunktionen werden immer offensichtlicher. Jetzt liegt bereits eine schwere Vergesslichkeit vor, und die selbstständige Lebensführung ist erheblich eingeschränkt. Das Arbeitsgedächtnis (→ Seite 43) ist deutlich reduziert. Die »Erinnerungen aus dem mittleren Erwachsenenalter können leichter abgerufen werden als Ereignisse der zurückliegenden Jahre. [first-in-last-out → Seite 41]«. Das begünstigt das ›Leben in der Vergangenheit‹, das heißt, »die Patienten fühlen sich so, als stünden sie noch in der Blüte ihrer Jahre«. (Beyreuther et al., 2002, S. 170).

Aktuelle Eindrücke können nur noch für wenige Augenblicke festgehalten werden. Das Gedächtnis für das »Weltwissen« das sogenannte *semantische Gedächtnis* (→ Seite 45), wird lückenhafter. Rein motorische Vorgänge, für die das *prozedurale Gedächtnis* (→ Seite 46) benötigt wird, sind aber noch weitestgehend möglich.

Die Sprache wird allmählich floskelhaft und inhaltsarm. Die Betroffenen haben die Neigung, bestimmte Phrasen oder Verhaltensweisen zu wiederholen (*Perseveration*), Sätze werden abgebrochen, Silben und Wörter werden verdreht (*Paraphrasien*).

»Das Lesen von einzelnen Sätzen oder kürzeren Texten muss nicht beeinträchtigt sein, jedoch fassen die Patienten den Sinn des Gelesenen nur teilweise oder gar nicht auf. Später kommen sie beim Vorlesen ins Stocken oder verfallen ins Buchstabieren, lassen Wörter aus oder fügen im Text nicht enthaltene Wörter hinzu. In der Schrift bemerkt man neben einer zunehmend unsicheren Handschrift orthographische Fehler und Auslassungen.« (Beyreuther et al., 2002, S. 170)

Die Aufmerksamkeitskomponenten (→ Seite 38 f.) sind nun fast alle deutlich beeinträchtigt (vgl. Lautenbacher und Gauggel, 2004, S. 318).

Unsicherheiten bei der Benennung von Gegenständen werden überspielt, indem man die Dinge umschreibt.

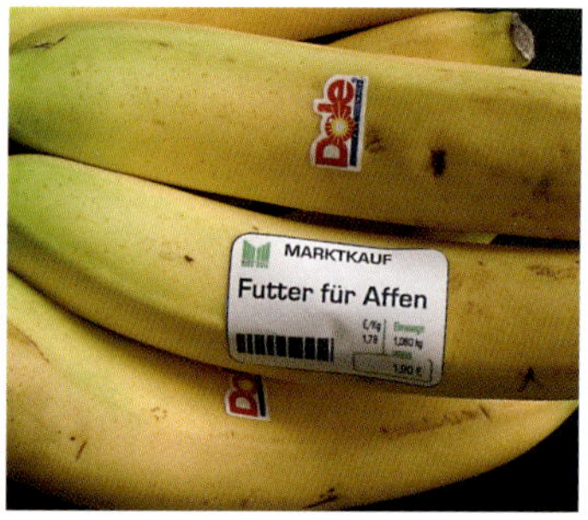

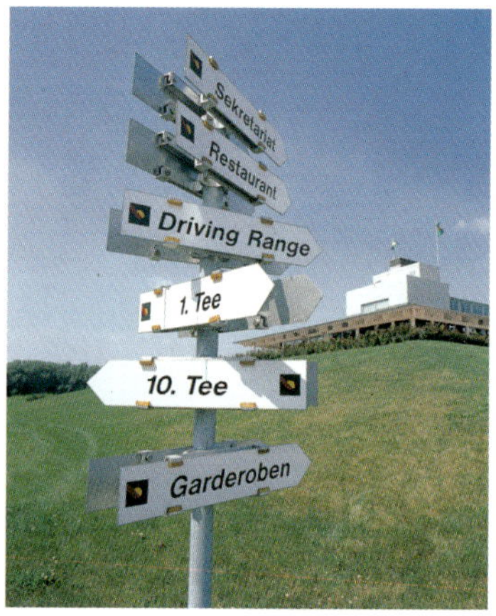

Störungen der räumlichen Orientierung treten nun auf. Die betroffenen Patienten können sich nicht mehr an bekannte Straßen und Wege erinnern.

Die Fähigkeit, **kompliziertere Formen und Muster** erkennen und reproduzieren zu können, ist deutlich herabgesetzt.

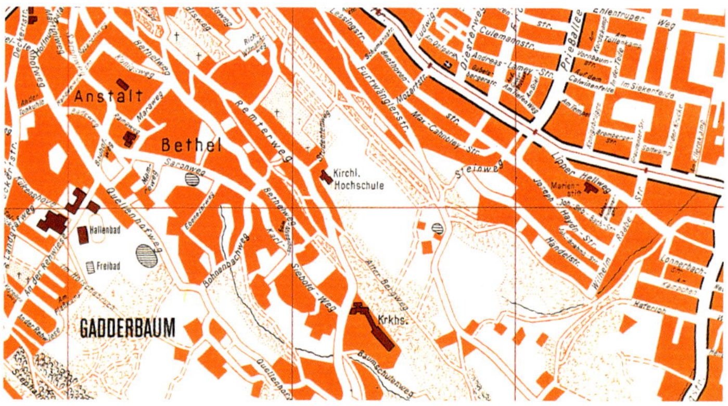

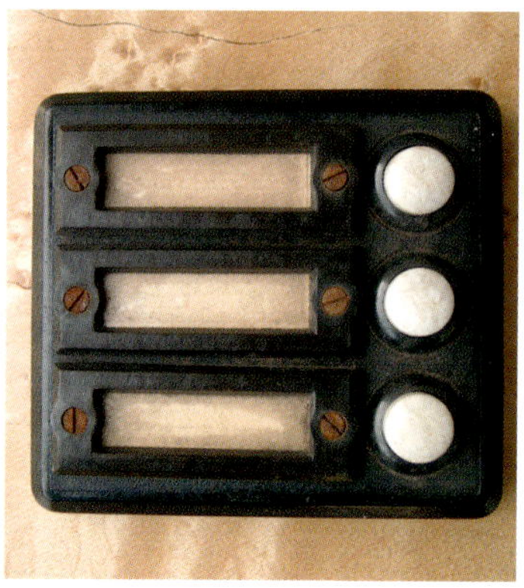

Irgendwann ist das **Lesen und Schreiben nicht mehr möglich.** Es ist so, als ob Texte nicht mehr existieren.

Moore, Jeffrey *Die Gedächtniskünstler.* Frankfurt am Main, 2006.

Orientierungsstörungen werden zum Problem, da sich die Betroffenen »zuerst in einer neuen Umgebung, später auch in vertrauten Verhältnissen und schließlich sogar innerhalb der eigenen Wohnung nicht mehr zurechtfinden« (Beyreuther et al., 2002, S. 171).

Das Erkennen von Gesichtern bereitet jetzt vielen Patienten erhebliche Schwierigkeiten. Das kann dadurch bedingt sein, dass ein Gesicht aus vielen visuellen Einzelheiten zu einem Gesamtbild zusammengesetzt werden muss. Das ist eine enorme Gedächtnisleistung, zu der die Patienten in diesem Stadium aber oft nicht mehr in der Lage sind.

Logisch aufeinanderfolgende Handlungen, die man ausführt, um ein bestimmtes Ziel zu erreichen, sind nun kaum noch möglich. Übertragen auf eine alltägliche Situationen kann das bedeuten, dass der Betroffene nicht in der Lage ist, einen Schlüssel aus der Tasche zu holen und ihn ins Schlüsselloch zu stecken. Stattdessen würde ein Demenzkranker versuchen, zuerst irgendetwas anderes ins Schlüsselloch zu stecken, dann vielleicht an den Schlüssel denken, aber die Tasche nicht finden.

Patienten mit dieser Störung sind oft auch nicht mehr fähig, sich korrekt anzukleiden, und ziehen beispielsweise die Unterhose über die normale Hose. Dabei ist die Bewegungskoordination aber völlig intakt.

Letztendlich verliert der Patient jetzt allmählich die Krankheitseinsicht. Manchmal ist schon in diesem Stadium die Einweisung in ein Pflegeheim nicht zu vermeiden, insbesondere wenn es sich um alleinstehende Patienten handelt und die ambulante Versorgung nicht ausreichend dicht organisiert werden kann.

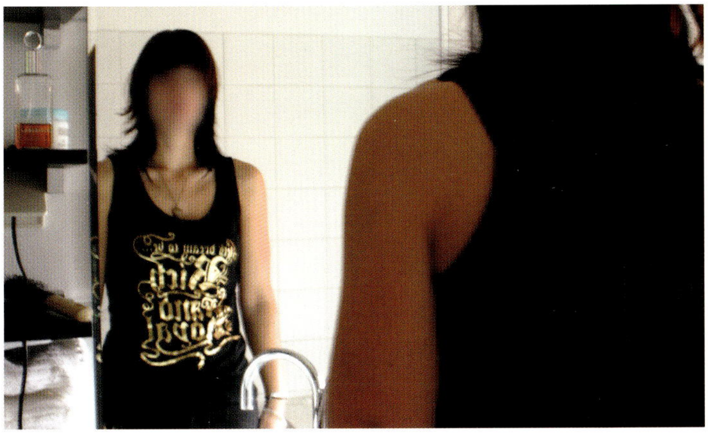

Es bestehen oft erhebliche **Schwierigkeiten beim Erkennen von Gesichtern.** Manchmal wird nicht einmal mehr das eigene Gesicht erkannt. Türschilder mit Fotografien oder illustrierten Gesichtern auszustatten ist wohl eine gut gemeinte Geste, bietet aber leider keinerlei Orientierungshilfe.

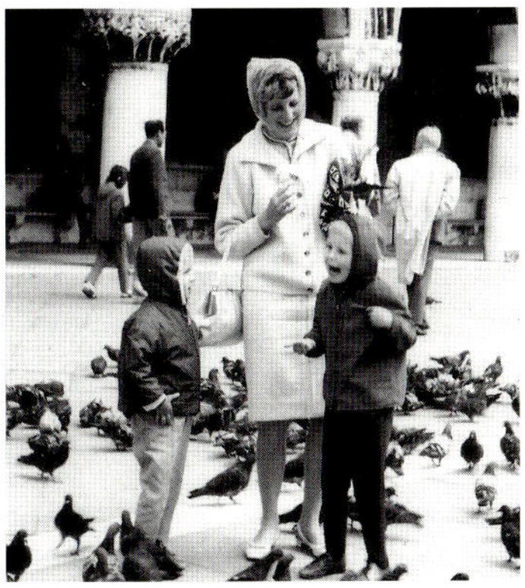

Das episodische Gedächtnis (→ Seite 44) lässt nach, das heißt, dass die **Erinnerungen an die eigene Biografie** allmählich verblassen. Typischerweise geschieht das in der Reihenfolge *first in – last out* (→ Seite 41): Was zuerst eingespeichert wurde, wird noch lange behalten. Umgekehrt wird das zuletzt Gelernte zuerst vergessen.

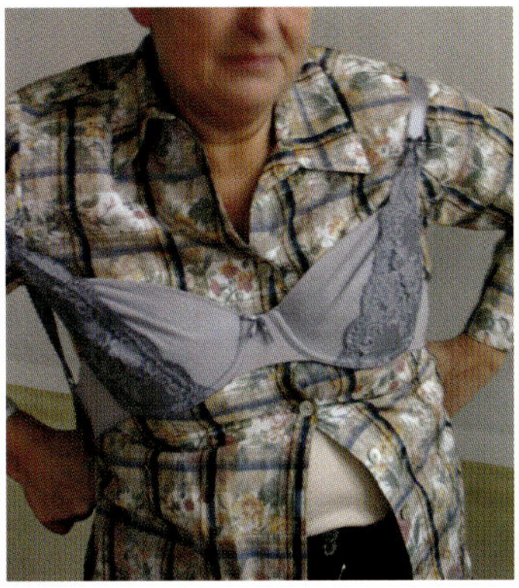

Logisch aufeinanderfolgende Handlungen, wie das Anziehen von Kleidungsstücken in der richtigen Reihenfolge, können kaum noch organisiert werden.

BARRIERE

Gedächtnisverlust bei der Alzheimer-Krankheit (Stadium III)

In letzten Stadium der Erkrankung werden die kognitiven Defizite extrem. Die Patienten verlieren nun auch ihre grundlegenden Fähigkeiten, wie das Aufstehen aus dem Bett oder das selbstständige Einnehmen der Mahlzeiten. Sie können nicht mehr alleine zur Toilette gehen, sind oft sogar inkontinent, das heißt die Kontrolle über ihre Stuhl- und Harnausscheidung ist nicht mehr vorhanden. Die Erinnerung an die eigene Vergangenheit ist oft völlig verschüttet, das Sprechen beschränkt sich auf einige wenige Wörter oder einfache Sätze, und auch das Sprachverständnis geht oft verloren (Beyreuther et al., 2002, S. 171 ff.).

Letztendlich verschwinden alle höheren psychischen Funktionen. Trotz allem bleiben die Patienten weiterhin empfänglich für nichtverbale Kommunikation. Dass eine Kommunikation über visuelle Darstellungen noch möglich ist, scheint unwahrscheinlich.

Blicke, Gesten und körperliche Berührungen sind nicht nur im letzten Stadium der Demenz eine einfühlsame Kommunikationsform. Berührung vermittelt Sicherheit und Geborgenheit. Ein Lächeln kann noch immer die Sprachlosigkeit überwinden, wenn Worte und Bilder das nicht mehr vermögen.

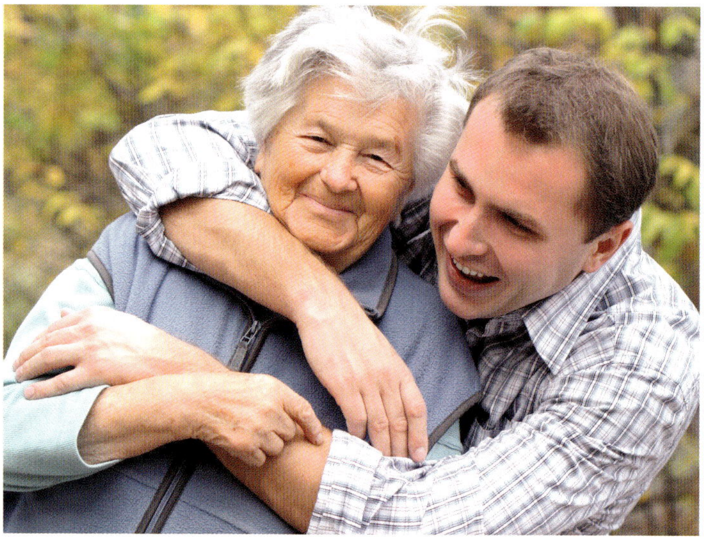

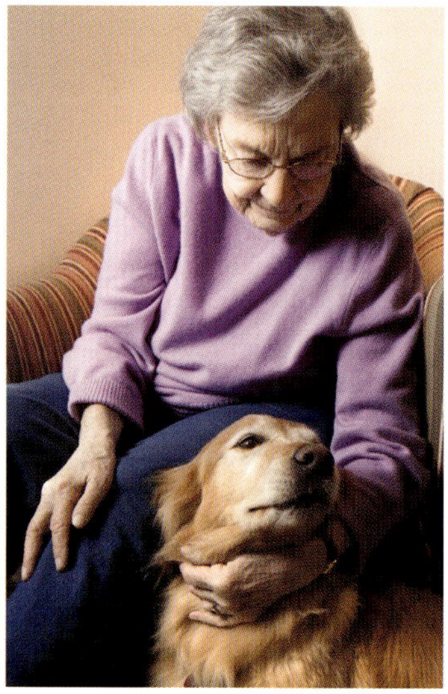

Iris. USA, 2001. 90 Minuten. Mit Judi Dench, Jim Broadbent und Kate Winslet.

So genannte nichtkognitive Symptome bei der Alzheimer-Krankheit belasten die betreuenden Bezugspersonen oft mehr als die oben beschriebenen kognitiven Verluste. Je nach Demenzform können zusätzlich Unruhe und Aggressivität auftreten. Bereits im mittleren Stadium sind die Patienten oft überfordert, was sich in agressiven Verhaltensweisen oder Wutanfällen bemerkbar machen kann.

Wahnvorstellungen und illusionäre Verkennungen entwickeln sich bei etwa 20–30 % der Patienten.[10] »Inhaltlich geht es meist um Bestohlenwerden, Anwesenheit von fremden Menschen im Haus oder Eifersucht. [...] Beispielsweise halten sie ihre Angehörigen für Fremde oder Fernsehbilder für tatsächliche Geschehnisse. Solche Sinnestäuschungen von meist optischer Qualität erleben etwa 10–20 % der Patienten.« (Beyreuther et al., 2002, S. 174)

Auch das ziellose Umherwandern, das besonders nachts auftritt und bei vielen Alzheimer-Patienten beobachtet wird, gehört zu den nichtkognitiven Symptomen (→ Seite 55).

10 Alzheimerpatienten sind nicht eigensinnig oder stur. Ihr Gehirn ist nicht mehr gesund genug, komplexe Prozesse nachzuvollziehen und/oder auszuführen, die in einer Logik zugrunde liegen. Deshalb ist es auch fast nicht möglich, Alzheimerpatienten die Wahnvorstellungen auszureden..

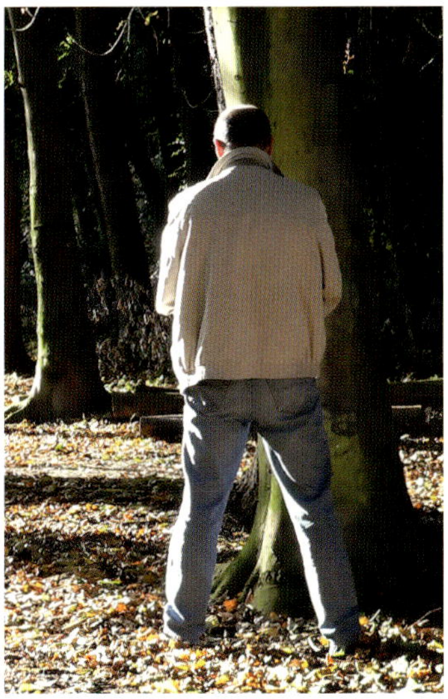

Tatsache oder Legende? Die Wand einer Einrichtung für Alte und Demenzkranke soll vor Jahren mit einer Fototapete verkleidet worden sein. Männliche demente Bewohner haben angeblich immer wieder – in der Annahme es handele sich um einen realen Baum – an den Stamm uriniert. Ein Fall von »illusionärer Verkennung«.

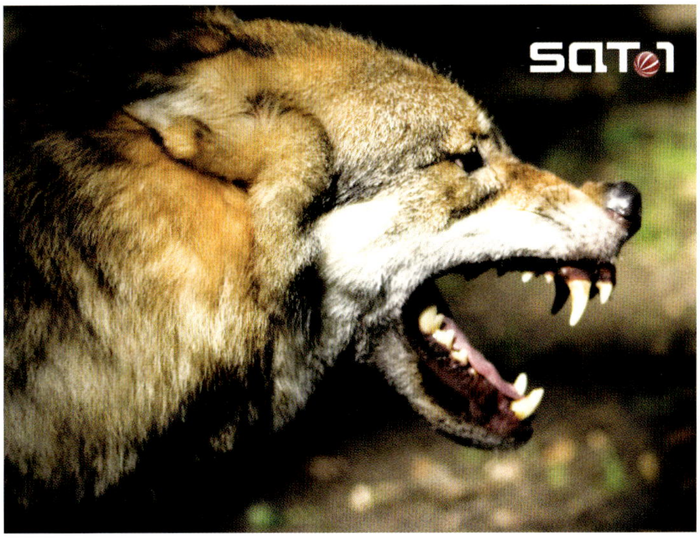

Fernseh- und Videobilder können bei Demenzkranken unter Umständen Ängste auslösen, weil der Unterschied zwischen Realität und Fiktion nicht mehr erkannt wird. Aus diesem Grund sollte man mit Bedacht eine Filmauswahl treffen.

WISSEN
Aufmerksamkeit

11 Aufmerksamkeit wird definiert als der »Prozess der Auswahl und aktiven Zuwendung beim Aufnehmen von Informationen aus der Umwelt« (Goldstein, 2002, S. 133).

Die Aufnahme von Informationen ist in einem hohen Maße von der Aufmerksamkeit[11] abhängig. Der (gesunde) Mensch als Beobachter sucht aktiv nach Informationen, die ihm wichtig erscheinen. Je vielfältiger aber das Umfeld ist, indem sich eine Information befindet, desto mehr muss er in der Lage sein, Irrelevantes zu unterdrücken.

Der Begriff »Information« steht hier stellvertretend für alle Sinneseindrücke, die man aufnimmt, egal ob auditiv, visuell oder taktil. Man geht davon aus, dass nur das gesehen wird, was man aufmerksam betrachtet. Nichtaufmerksamkeit macht sich beispielsweise dadurch bemerkbar, dass man beim Lesen dieser Zeilen zwar auf die Buchstaben blickt, aber gleichzeitig einem Gedanken nachhängt. Dadurch kann man sich an das eben Gelesene nicht erinnern.

Von einer Aufmerksamkeitslücke wird gesprochen, wenn das Zeitfenster von zwei aufeinanderfolgenden Informationen zu kurz ist. Ein Beispiel aus dem Straßenverkehr verdeutlicht das: »... steht bei einer Fahrgeschwindigkeit von 100 Stundenkilometern etwa 10 Meter nach einem anderen wichtigen Verkehrszeichen ein zweites Schild, würde es genau in diese Aufmerksamkeitslücke fallen« (Engel et al., 2005, S. 30). Verstreicht jedoch etwas Zeit nach dem ersten Reiz, erhöht sich die Wahrscheinlichkeit wieder, dass man das zweite Schild erkennt. Unter diesem Aspekt erscheint so mancher Schilderwald an wichtigen Verkehrspunkten erst recht unverständlich (siehe Abbildung unten links).

Über **die Flut von Verkehrsschildern** wird mancherorts nicht ohne Grund geklagt. Das Ziel, auf verschiedenste Gebote, Verbote, Warnungen und Umleitungen hinzuweisen, schlägt fehl, weil bei Überfrachtung einige Schilder in die Aufmerksamkeitslücke fallen.

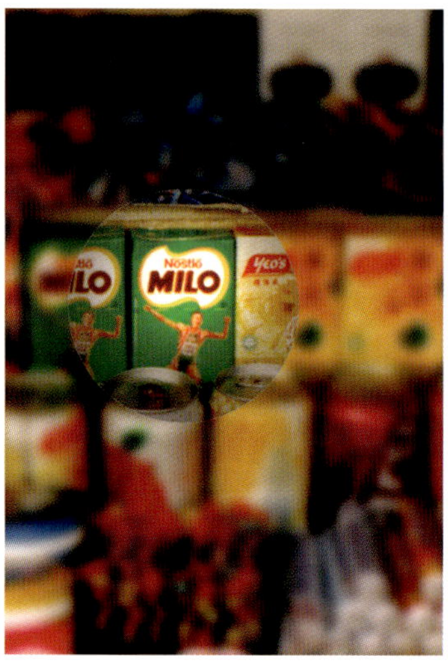

Auch ein gesunder Mensch, der nicht unter **Aufmerksamkeitsstörungen** leidet, muss sich angesichts der unendlich vielen Produkte in einem Supermarkt-Regal konzentrieren, um das Gewünschte zu finden.

Manchmal ist man auch regelrecht blind für Veränderungen, denn man weiß, dass Personen »kaum in der Lage sind, Gegenstände zu sehen, ohne ihnen dezidiert Aufmerksamkeit geschenkt zu haben« (Goldstein, 2002, S. 133). Ein Phänomen, unter dem viele Frauen leiden, wenn der Ehemann die neue Frisur nicht bemerkt, weil er die Gattin nicht mehr aufmerksam ansieht.

Es gibt verschiedene Aufmerksamkeitskomponenten: Ist jemand aufgeweckt, wach und munter, spricht man von *Alertness*. Die Fähigkeit, seine Aufmerksamkeit über einen längeren Zeitraum ununterbrochen aufrecht zu erhalten, bezeichnet man als *Vigilanz*. Die *selektive Aufmerkamkeit* wird gleichgesetzt mit der Konzentrationsfähigkeit und bedeutet, dass man seine Aufmerksamkeit auf eine wichtige Information richten kann, während man gleichzeitig Unwichtiges unterdrückt. *Geteilte Aufmerksamkeit* ist die Fähigkeit, sich auf zwei oder mehr Dinge gleichzeitig konzentrieren zu können (siehe auch Tabelle unten).

Zusammengefasst kann man sagen, dass der Mensch in der Regel eine Information dann nicht (!) aufnimmt, wenn die Aufmerksamkeit nicht explizit darauf gerichtet ist. Experimente des Berliner Physiologen Hermann von Helmholtz (1821–1894) veranlassten spätere Forscher dazu, »die Aufmerksamkeit mit einem ›geistigen Scheinwerfer‹ zu vergleichen, der Reize gleich einem Lichtkegel einer Taschenlampe beleuchtet und dadurch ins Bewusstsein hebt« (Engel et al., 2005, S. 27). Mittlerweile weiß man, dass sich die visuelle Aufmerksamkeit auch gleichzeitig auf zwei verschiedene Objekte richten kann. Als gesunder Mensch[12] ist man also durchaus in der Lage, die Aufmerksamkeitsressourcen zu teilen.

12 Schon bei einer leichten Demenz haben die Betroffenen Probleme mit der Aufmerksamkeit (→ Seite 34). Mit zunehmendem Krankheitsverlauf sind immer mehr Aufmerksamkeitskomponenten immer schwerer beeinträchtigt. Deshalb müssen visuelle Informationen für diese Zielgruppe einfach, klar und geordnet gestaltet werden.

Aufmerksamkeitskomponenten	
Alterness	Wachheit, Munterkeit, Aufgewecktheit
Vigilanz	Daueraufmerksamkeit, Fähigkeit, die Aufmerksamkeit über einen Zeitraum ununterbrochen aufrechtzuerhalten
Selektive Aufmerksamkeit	Konzentrationsfähigkeit; Unwichtiges kann zugunsten einer anderen, wichtigen Information unterdrückt werden.
Geteilte Aufmerksamkeit	Fähigkeit, sich auf zwei oder mehr Dinge gleichzeitig konzentrieren zu können

WISSEN
Informationsverarbeitung

Was Gedächtnis, Einspeicherung und Abruf von Informationen bedeutet, wird am besten klar, wenn es nicht wie erwartet funktioniert. Selbst unter normalen, gesunden Umständen kennt jeder die alltäglichen Phänomene, dass man nach entfallenen Namen sucht, geistig nicht anwesend oder blockiert ist: Man bemüht sich dann angestrengt, das Vergrabene wieder hervorzuholen, und weiß genau, dass die benötigte Information irgendwo im Gedächtnis abgespeichert ist – nur wo?

Die Wissenschaft spricht hier von so genannten *Engrammen*, den Gedächtnisspuren. Schon die alten Griechen hatten über die Ablagerung von Information auf Hirnebene eine bildhafte Vorstellung. Von ihnen stammt der Vergleich mit einer Wachstafel, in die sich eine Information wie eine Spur eingraviert und dort bestehen bleibt, ähnlich der »Zaubertafel«[13], die vielen aus Kindertagen als Spielzeug bekannt ist (siehe Abbildung unten).

Funktional gesehen, wird eine Information über alle fünf Sinne aufgenommen und kurzfristig im Kurzzeitgedächtnis abgelegt. Von dort wird sie weitergeleitet, verschiedenen kortikalen Netzen im Gehirn zugeordnet und eingespeichert. Dabei wird beispielsweise eine visuelle Information zuerst getrennt nach Form, Farbe, Größe des Objektes und Orientierung im Raum verarbeitet. Später werden diese Informationen in anderen Hirnregionen wieder zusammengesetzt.

Nachdem aus einer Vielzahl von Angeboten die eine relevante Information ausgewählt wurde, kann sie eingespeichert (*encodiert*), abgelagert und gefestigt (*konsolidiert*) werden. Bei der Konsolidierung werden außerdem eingespeicherte Inhalte mit Informationen aus bestehenden Netzwerken verknüpft.

13 Die Funktionsweise der Zaubertafel wurde schon von Sigmund Freud 1925 in seinem Aufsatz *Notiz über den Wunderblock* mit den Erinnerungsspuren des Gedächtnisses verglichen: Schreibt man auf dieser Tafel, dann scheint dort, wo sich der Stift in das Wachs eindrückt, der schwarze Untergrund durch. Das Geschriebene kann wieder gelöscht werden, indem der Wachsabdruck geglättet wird. Hebt man die in das Wachs eingeritzte Schicht ab, so kann das Geschriebene auf anderen Hintergründen wieder sichtbar gemacht werden.

Die meisten Leser werden sich noch an die alte Zaubertafel erinnern. Inzwischen heißt es »Magic Board«, ist aber immer noch ein beliebtes Kinderspielzeug.

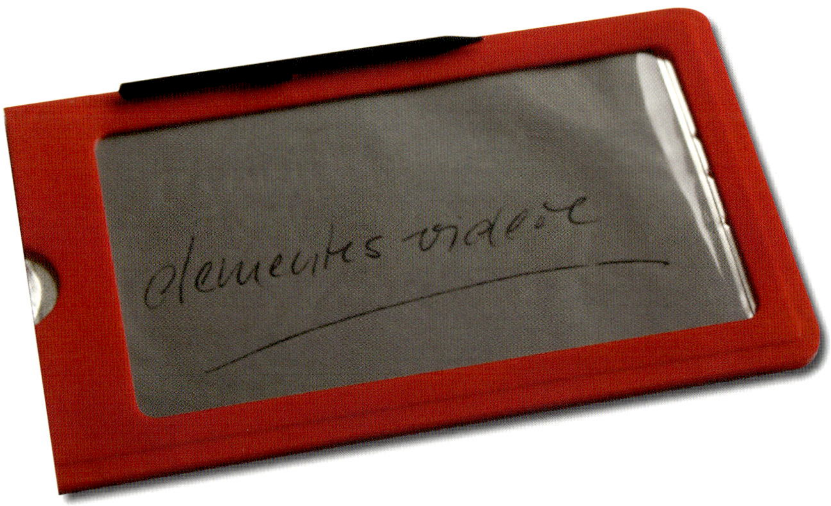

Vom Abruf einer Information spricht man, wenn man sich an Gedächtnisinhalte erinnert. Diese Abrufleistung ist von verschiedenen Faktoren abhängig, wie zum Beispiel von der emotionalen Bedeutung oder von der Bildhaftigkeit der Information. Außerdem spielt es eine Rolle, wie häufig eine Information abgerufen wird, denn jedes »Wiederhervorholen« von Informationen verursacht eine neue Einspeicherung (*Re-Encodierung*).

Durch diese Re-Encodierung[14] vertiefen sich die Gedächtnisspuren. Deshalb können sich vor allem viele ältere Menschen noch gut an Erlebnisse aus ihrer Jugend erinnern, wo hingegen Ereignisse aus der jüngeren Vergangenheit oft nicht mehr so präsent sind. Das Phänomen, dass früh erworbene Inhalte am längsten im Gedächtnis bleiben, ist als *Ribot'sches Gesetz* oder als »first in – last out« bekannt.

Im Rahmen der visuellen Gestaltung für alte[15] und demente Menschen muss man nach den o.g. Gedächtnisspuren oder Engrammen suchen, die sich bei jedem von uns – also auch bei der hier angesprochenen Zielgruppe der dementen Menschen – eingraviert haben.

Dabei ist gerade das hohe Alter dieser Patienten von Vorteil. Denn im Laufe des (gesunden) Lebens sind Informationen immer und immer wieder aufgenommen, überschrieben und gespeichert worden. Im Grunde kann man sich die Engramme bei älteren Menschen wie einen Trampelpfad vorstellen: Ein ursprünglich schmaler Weg, der ein Leben lang immer wieder beschritten wurde und der nun breit, tief und unübersehbar vor uns liegt.

Die zeitliche Folge der Informationsverarbeitung

1. Informationsaufnahme || 2. Einspeicherung || 3. Ablagerung || 4. Konsolidierung || 5. Abruf

14 Bei der Re-Encodierung wird die ehemals »alte« Information immer wieder modifiziert und überarbeitet und dann in dieser gegenwärtigen Variante neu abgespeichert. Das bedeutet jedoch auch, dass sich eine Ursprungsinformation im Laufe der Zeit so verändern kann, dass sie verzerrt wird und keinesfalls mehr den damaligen realen Gegebenheiten entspricht: Man glaubt felsenfest, sich an einen bestimmten Ablauf zu erinnern, den man in Wirklichkeit aber so nie erlebt hat. In diesem Fall spricht man von Wunschbildern oder dem *false memory syndrome*.

15 Die Aufnahme neuer Informationen ist bei gesunden Senioren nicht unbedingt eingeschränkt. Auch der Wortschatz bleibt im Alter scheinbar unverändert; er kann sogar noch erweitert werden. Hingegen sind der Abruf der Informationen und die Geschwindigkeit bei der Verarbeitung im höherem Lebensalter verlangsamt (Pritzel et al., Seite 441).

WISSEN

Das Gedächtnis auf zeitlicher Ebene

Es ist typisch für die Alzheimer-Erkrankung, dass das Gedächtnis im Laufe der Zeit unwiederbringlich verloren geht. Deshalb ist es unbedingt wichtig, das Gedächtnis und seine Systeme zu verstehen. Nur so wird die Basis für gestalterische, aber auch für inhaltliche Lösungsansätze innerhalb der visuellen Kommunikation geschaffen. Menschen mit Alzheimer-Demenz sind auf der visuellen Ebene möglicherweise besser zu erreichen, wenn man mit einer auf sie abgestimmten Bild- und Zeichensprache arbeitet.

Vorab sei noch der Begriff »Gedächtnis« erklärt. Man versteht darunter »Funktionen und Systeme, die den Informationsgehalt von Reizen, Ereignissen, Vorstellungen oder Denkoperationen verarbeiten, um ihn über den Zeitpunkt ihres aktuellen Auftretens hinaus zu bewahren und im Bedarfsfall wieder zur Verfügung zu stellen« (Fröhlich, 2005, S. 206).

Mit anderen Worten: Man kann sich nicht nur an Vergangenes erinnern, sondern sich darüber hinaus auch Gedanken über die Zukunft machen, indem man auf den gespeicherten Inhalten aufbaut. Das bedeutet, dass Gedächtnis und Erinnerung in die Dimension Zeit, eingebunden sind. Das scheint logisch, denn dadurch, dass man sich an ein Ereignis erinnert, weiß man automatisch, dass es in der Vergangenheit stattgefunden hat.

Das Gedächtnis ermöglicht außerdem, eine Handlung zu planen, die in der Zukunft liegt (→ Seite 45). Auch hier ist man sich der zeitlichen Einordnung und Abfolge der Ereignisse bewusst. Somit kann das Gedächtnis in zwei Ebenen unterteilt werden, und zwar in eine zeitliche und eine inhaltliche Ebene.

Auf der zeitlichen Ebene wird das Gedächtnis in Ultrakurzzeitgedächtnis, Kurzeit- und Langzeitgedächtnis unterteilt.

Das Ultrakurzzeitgedächtnis ist für das Alltagsgeschehen nicht von Bedeutung, da sich die Dauer der zu verarbeitenden Vorgänge im Bereich von wenigen Millisekunden abspielt. Die Wahrnehmungen, die hier gespeichert sind, können aber bewusst gesteuert werden.

Das Kurzzeitgedächtnis ist der Teil, mit dem man aktuell arbeitet. Die Aufnahmekapazität des Kurzzeitgedächtnis ist sehr begrenzt. Entweder werden die Informationen durch ständige Wiederholung ins Langzeitgedächtnis weitergeleitet oder sie gehen schnell wieder verloren (vgl. Markowitsch, 2005b, S. 153). Das Kurzzeitgedächtnis umfasst eine zeitliche Dauer von Sekunden bis zu wenigen Minuten und kann etwa sieben plus/minus zwei Informationseinheiten aufnehmen. Das heißt, dass man sich eine eben nachgeschlagene Telefonnummer solange merken kann, bis man sie gewählt hat.

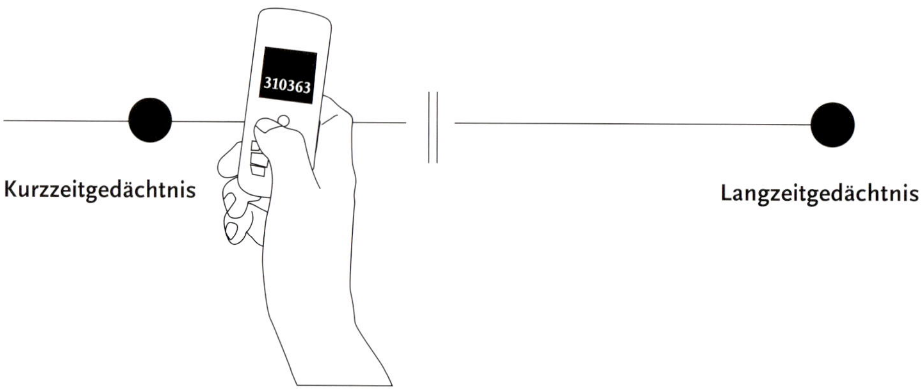

Man bekommt eine Telefonnummer diktiert um sie gleich darauf anzuwählen. Hat diese Telefonnummer **keine weitere Bedeutung, wird sie nicht weiter ins Langzeitgedächtnis übertragen.** Man vergisst sie wieder.

Das Arbeitsgedächtnis steht als eine Art Brücke zwischen Kurzzeitgedächtnis und Langzeitgedächtnis. Hier werden vor allem neue Informationen verarbeitet und mit schon früher gespeicherten Gedächtnisinhalten aus dem Langzeitgedächtnis verknüpft. Das Arbeitsgedächtnis wird auch als eine Art Zwischenspeicher verstanden, der visuell-räumliche und auditiv-verbale Informationen koordiniert und mit Gespeichertem aus dem Langzeitgedächtnis verbindet (Pritzel et al., S. 409–412).

Das Langzeitgedächtnis[16] speichert Informationen über einen Zeitraum von mehreren Minuten bis hin zu Jahrzehnten. Die Speicherkapazität des Langzeitgedächtnisses ist nahezu unbegrenzt.

16 Das Langzeitgedächtnis wird noch mal in *Alt-* und *Neugedächtnis* unterteilt: Informationen, die bereits schon längere Zeit abgespeichert sind, werden dem Altgedächtnis zugeordnet. Im Gegensatz dazu steht das Neugedächtnis, bei dem es sich um die Aufnahme und Abspeicherung von Informationen handelt, die nach einem Hirnschaden neu eingespeichert und behalten werden.

Im Rahmen der visuellen Gestaltung bei Alzheimer-Demenz ist jedoch vordergründig das Altgedächtnis relevant, da man erstens den genauen Zeitpunkt des Krankheitsbeginns nicht festmachen kann und zweitens die Aufnahme von neuen Informationen bei dieser Erkrankung gar nicht oder nur beschränkt möglich ist.

Speichervorgang A Man erhält eine Telefonnummer, von einer Person, die von besonderem Interesse ist. Diese wird in das Handy eingegeben und mit einem Klingelton verbunden. Über das visuelle Bild der Zahlen und den ausgesuchten Klingelton wandert die Nummer über das Kurzeitgedächtnis in das Arbeitsgedächtnis. Dort sind bereits aus dem Langzeitgedächtnis weitere Informationen eingetroffen: Die Nummer ist zufälligerweise das eigene Geburtsdatum und der Klingelton *Love Me Tender* erinnert an Elvis Presley, der wiederum mit der Person eine gewisse Ähnlichkeit hat. Diese Verknüpfungen wandern ins Langzeitgedächtnis und können bei Bedarf reaktiviert werden.

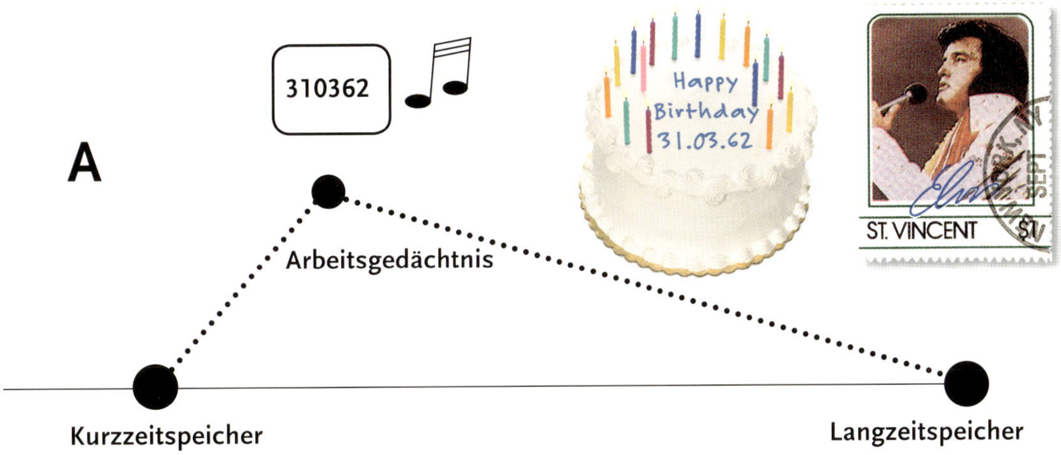

Speichervorgang B Über mehrfache Wiederholung der Nummer wird diese über das Kurzeitgedächtnis direkt in das Langzeitgedächtnis übertragen.

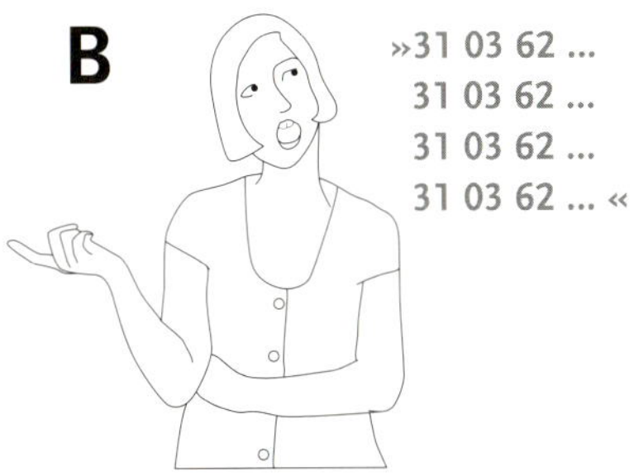

WISSEN

Die inhaltlichen Gedächtnissysteme (I)

Auf der inhaltlichen Ebene wird das Langzeitgedächtnis in fünf verschiedene Gedächtnissysteme unterteilt. Diese sind hierarchisch organisiert und für Störungen unterschiedlich anfällig. Zu diesen Systemen gehören das episodische und das semantische Gedächtnis, das prozedurale Gedächtnis, das Primingsystem und das perzeptuelle Gedächtnissystem.

Das episodische Gedächtnis beinhaltet größtenteils die eigene Autobiografie.[17] Ereignisse, die hier gespeichert sind, kann man bewusst reflektieren und in einen zeitlichen und räumlichen Zusammenhang stellen. Den Abruf hier gespeicherter Informationen ist wie eine gedankliche Zeitreise in die eigene persönliche Vergangenheit.[18]

Das »Wiederhervorholen einer Erinnerung« nennt man *Ekphorie*. Dabei wird die Wiedererinnerung von dem aktuellen Geschehen beeinflusst, was wiederum zu einer veränderten neuen (wiederholten) Abspeicherung führt. Das bedeutet aber auch, dass die erneute Abspeicherung von der ursprünglichen Information abweichen kann.

Das episodische Gedächtnis ist das hierarchisch am höchsten gelegene System und für Störungen am anfälligsten.

17 Nicht dazu zählen reine autobiografische Fakten wie der eigene Name, das Geburtsdatum oder der Name der Straße, in der man früher gewohnt hat. Das sind Fakten, die kontextfrei abgespeichert wurden und von denen man nicht sagen kann, wann und wie man diese Daten gelernt hat.

18 Die Inhalte des episodischen Gedächtnisses sind in der Regel mit Gefühlen verbunden. Deshalb kann man auch sagen, ob man in der erinnerten Situation traurig oder froh war, ob es ein positives oder ein negatives Erlebnis war. Diese Ereignisse sind meist visueller Art, dennoch sind sie häufig mit anderen Sinneswahrnehmungen, wie z.B. Geruch, Geschmack und Klang verknüpft.

Das episodische Gedächtnis speichert autobiografische Ereignisse mit klarem Zeitbezug: Mein letzter Urlaub mit Thomas in Griechenland war im Sommer 1983; mein Abschlussball in der Tanzschule fand 1956 statt; meine Tochter wurde in dem Jahr geboren, als ich meine Doktorarbeit abschloss.

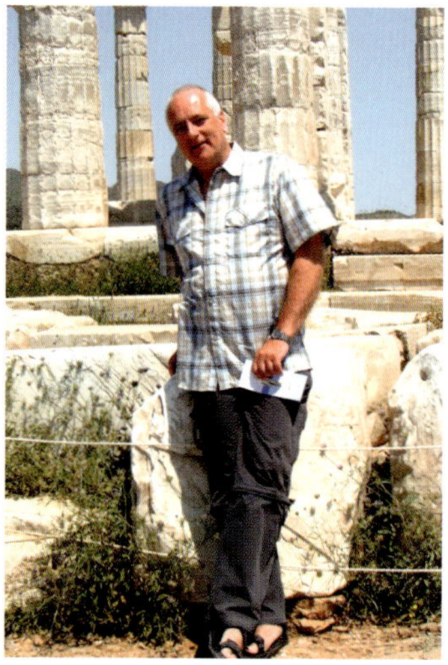

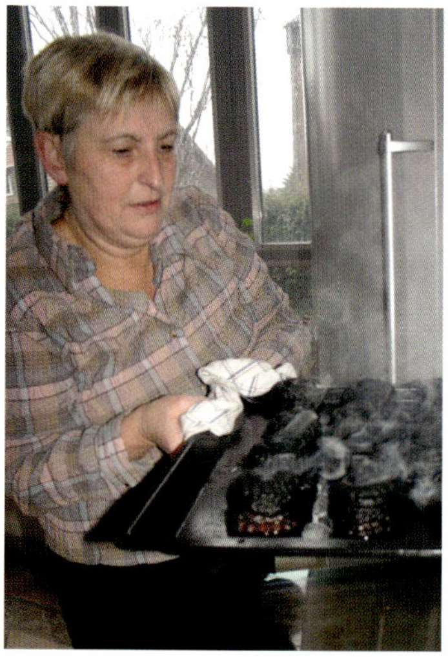

Der Verlust des prospektiven Gedächtnisses kann bei Demenz-Patienten unter Umständen fatale Folgen haben: Wenn der Ofen eingeschaltet wurde, um etwas zu backen, wird kurz darauf nicht mehr erinnert, dass man eben diesen Ofen eingeschaltet hat.

Ein Teilbereich des eben beschriebenen episodischen Gedächtnisses ist das so genannte **prospektive Gedächtnis**. Diese Gedächtnisform besagt, dass man sich »in die Zukunft erinnert«. Beispielsweise hat man eine Verabredung für den folgenden Donnerstag getroffen. Doch aus irgendeinem Grund vergisst man einfach die Absicht, den verabredeten Termin einzuhalten. Dieses »nach vorne gerichtete Erinnern« ist eine Leistung des episodischen Gedächtnisses und lässt bei Stress, im Alter und vor allem bei Alzheimerkranken nach.

Das semantische Gedächtnis oder auch »Wissenssystem« genannt, besteht aus so genanntem kontextfreiem Wissen und gelernten Fakten. Dazu gehören unter anderem das Schulwissen, die Sprachsysteme, Grammatik, Regeln und Konzepte. Die Inhalte dieses »inneren Lexikons« kann man ganz bewusst abrufen. Allerdings weiß man meistens nicht mehr, wo, wann und unter welchen Umständen man diese Informationen aufgenommen oder gelernt hat.

Im Unterschied zum semantischen Gedächtnis sind die Ereignisse aus dem episodischen Gedächtnis mit einem klaren Bezug zu Raum und Zeit abgespeichert.[19] Man geht davon aus, dass das semantische Gedächtnissystem auch im hohen Alter weitgehend intakt ist. Der Zugang und Abruf von Informationen, die hier gespeichert sind, ist allerdings verlangsamt (vgl. Pritzel et al., S. 413–443).

19 Für das Abspeichern episodischer Ereignisse und semantischer Inhalten sind vor allem die so genannten *limbischen Strukturen* wichtig. Diese gehören zu Bereichen im Gehirn, die bei der Alzheimer-Krankheit bereits sehr früh angegriffen werden.

Das semantische Gedächtnis funktioniert wie ein »inneres Lexikon«. Man weiß, das Paris die Hauptstadt von Frankreich ist, wieviel Gramm ein Kilo hat und kennt die Telefonnummer der Tochter. Aber man kann sich meistens nicht mehr erinnern, wann und unter welchen Umständen diese Informationen aufgenommen bzw. gelernt wurden.

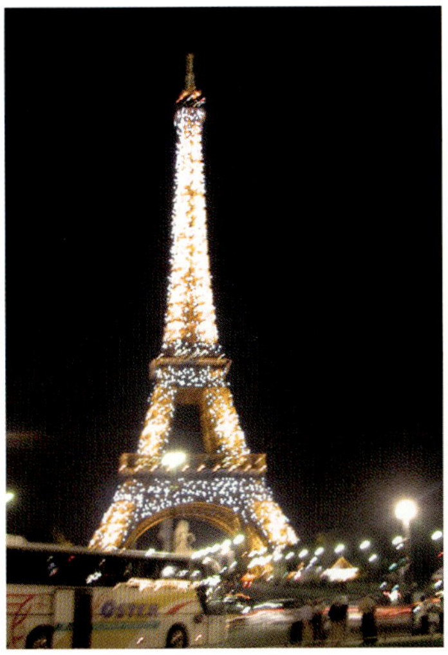

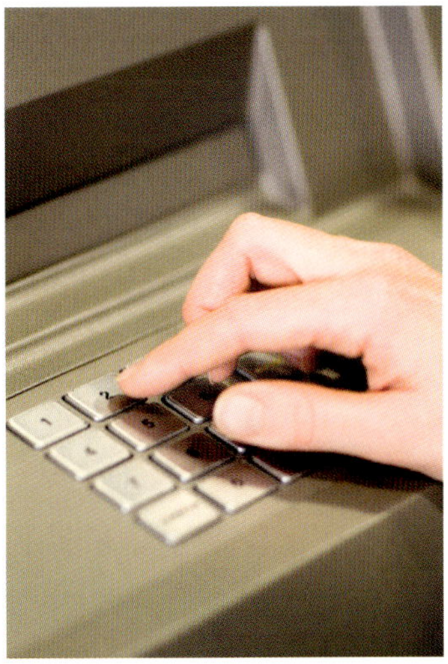

Man kennt die Pin-Nummer der eigenen Scheckkarte und weiß, dass Penicillin ein Antibiotikum ist. Auch das gehört zum semantischen Wissen und wird mit fortschreitender Erkrankung lückenhaft, bis es schließlich ganz ausfällt.

WISSEN

Die inhaltlichen Gedächtnissysteme (II)

Das prozedurale Gedächtnis ist vor allem mit motorischen Fähigkeiten verbunden. Es läuft automatisch und ohne bewusste Reflexion ab. Diese einfachen motorischen Abläufe hat man durch stetiges Üben und Wiederholen von Bewegungsabläufen gelernt, ohne viel dabei nachzudenken. Dazu gehören Fertigkeiten wie Klavierspielen, Fahrrad fahren, Schwimmen, usw. Beispielsweise wird das Binden der Schnürsenkel von Schuhen mühelos erledigt. Es macht aber Schwierigkeiten, diesen Vorgang in seinen Einzelheiten zu beschreiben oder etwa zu sagen, wie, wann und unter welchen Umständen das Schuhebinden gelernt wurde.

Charakteristischerweise ist das prozedurale Gedächtnis meist noch bei fortgeschrittener Alzheimer-Demenz relativ gut erhalten. Damit lässt es sich im Umgang mit den Patienten gut nutzen (Lautenbacher und Gauggel, S. 320).

Das Primingsystem ist eine Gedächtnisform, bei der eine unbewusst aufgenommene Information wiedererkannt und unter Umständen verhaltenswirksam werden kann. »Was einmal ›geprimed‹ wurde, wird beim zweiten Erscheinen leichter oder eher als bekannt angesehen.« (Markowitsch, 2005a, S. 88) Wird man später mit einem Hinweisreiz konfrontiert, kommen diese unbewusst gespeicherten Bilder oder Wörter einfach so in den Sinn. Man ist sich zum Teil gar nicht bewusst, dass es sich um bereits abgespeicherte Gedächtnisinhalte handelt.

Das Primingsystem nimmt eine große Anzahl von Reizen (Wörter, Bilder, fremde Ideen) auf, die bei Konfrontation mit einem ähnlichen Reiz wieder präsent werden. Im Grunde ist es also eher eine Leistung des *Wiedererkennens* als des Erinnerns.

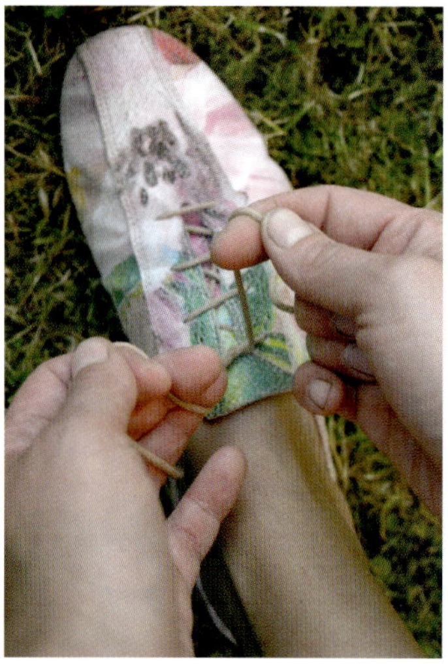

Motorische Fertigkeiten, wie das Binden einer Schleife, werden dem prozeduralen Gedächtnis zugeordnet – ein System, das bei der Alzheimer-Erkrankung meistens noch sehr lange intakt bleibt. Das erklärt auch, warum Betroffene noch Klavier spielen können, während sie die eigenen Kinder aber schon nicht mehr wiedererkennen.

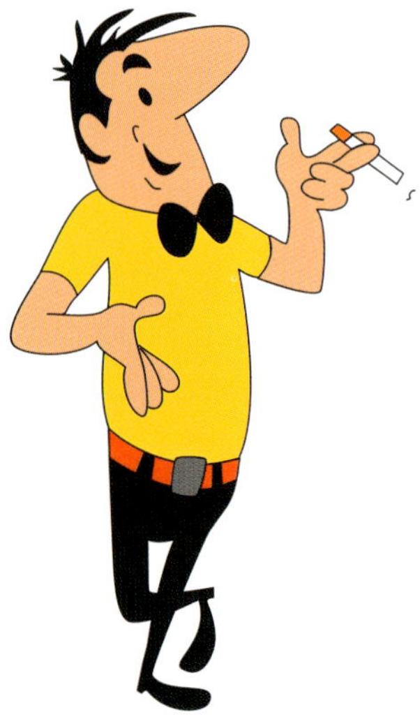

Im Primingsystem werden unbewusste Informationen abgespeichert und eingebrannt: Leser, die älter als 20 Jahre alt sind, werden das HB-Männchen aus jahrelanger Werbung wiedererkennen. Dieses HB-Männchen wird als Hinweisreiz wahrgenommen und sofort mit »Zigaretten« verknüpft. Auch der dazugehörige Spruch: »Aber, aber, wer wird denn gleich in die Luft gehen?« ist sofort wieder präsent.

So erklärt sich auch, weshalb man sich an Dinge erinnert, denen man keine Bedeutungen zuordnen kann. Zum Beispiel Melodien, die man summen kann, ohne den Titel oder den Text zu kennen.

Das Primingsystem funktioniert wie ein Prägungsvorgang mit dem man Verhalten unbewusst steuern kann: Die (Fernseh-)Werbung macht sich das zunutze, indem sie zum Beispiel einen längeren Spot sendet und dann – nach einem kurzen Zeitintervall – diesen Spot in verkürzter Form wiederholt. Dann geht man in einen Supermarkt und entscheidet sich möglicherweise für ein neues Produkt, ohne darüber nachzudenken, dass man selbiges bereits am Vortag in der Werbung gesehen hat.

Das sogenannte *semantische Priming* geschieht hingegen auf verbaler Ebene, zum Beispiel in der Ergänzung altbekannter Sprichwörter: Wie du mir, so ...

Das perzeptuelle Gedächtnis wird gelegentlich auch als *sensorisches Gedächtnis* bezeichnet. Dabei kann man Gegenstände und Objekte erkennen, weil sie einem bekannt und vertraut sind. Das heißt, dass dieses Gedächtnis Informationen über Form, Struktur und Klassifikation beinhaltet, ohne das ein direkter Bezug zum semantischen und episodischen Gedächtnis besteht. Dieses perzeptuelle Repräsentationssystem steht als Gedächtnisform zwischen dem Wissensystem und dem Primingsystem.

Für das Einspeichern von Informationen im Primingsystem und im perzeptuellen Gedächtnis sind bestimmte Strukturen im Gehirn verantwortlich, die hierarchisch auf einer unteren Ebene angesiedelt sind. Damit sind diese beiden letztgenannten Systeme nicht so störanfällig wie das semantische und episodische Gedächtnis.

Ansätze für eine »dementenoptimierte« visuelle Gestaltung werden sich vorwiegend auf das perzeptuelle Gedächtnis und das Primingsystem beziehen müssen, da diese beiden Systeme noch lange von der Erkrankung verschont bleiben. Deshalb werden sich gestalterische Lösungen zum einen auf Handlungsabläufe (prozedurales Gedächtnis), zum anderen auf vertraute und früher (bewusst und unbewusst) wahrgenommene Bilder konzentrieren.

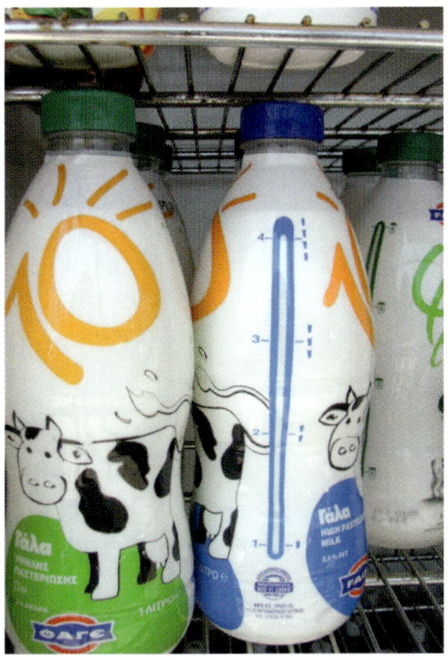

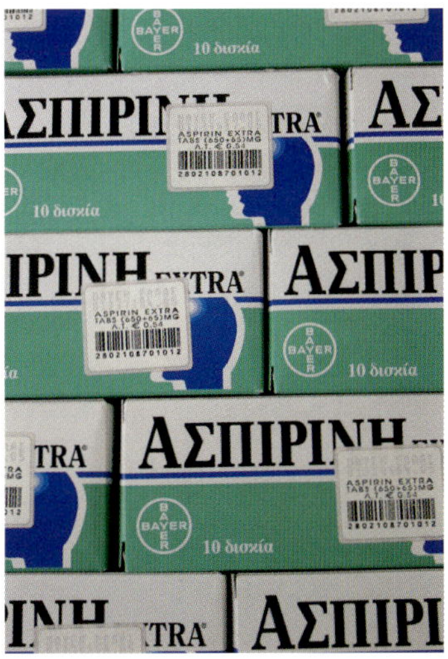

Das Erkennen und Zuordnen von Objekten mit Bekanntheitsgrad lässt sich auch gut an Urlaubssituationen in Griechenland oder China erklären. Die Buchstaben respektive (Schrift-)Zeichen dieser Länder sind den meisten Europäern fremd. Man kann nichts lesen und ist auf »vertraute Bilder« angewiesen, die man wiedererkennt: Man sieht eine Flasche mit weißem Inhalt und einer illustrierten Kuh – beides bekannte Hinweisreize. Diese werden wiedererkannt, und es ist sofort klar: In diesem Gefäß muss Milch sein. Auch die Packungen der rechten Abbildung mit der Form, den Farben und der Bildmarke wird vielen Lesern vertraut vorkommen.

WISSEN

Die Zeichen im Bild

Zu Anfang des 20. Jahrhunderts hat der amerikanische Philosoph Charles Pierce (1839–1914) eine Zeichentheorie erarbeitet, die heute unter dem Begriff Semiotik hochaktuell ist.
Die Pierce'sche Theorie besagt: Die Bedeutung eines Zeichens ist »Teil eines aktiven Prozesses zwischen dem Zeichen und dem Leser des Zeichens. Es handelt sich um einen Austausch zwischen den beiden: Die Bedeutung des Zeichens hängt vom Wissenshintergrund des Lesers ab. Sein Wissen, seine Bildung, seine Kultur, seine Erfahrung fließen in die Lesart des Zeichens ein« (Crow, 2003, S. 36).
Die Zeichentheorie von Pierce wird in drei verschiedene Kategorien unterteilt:

Das Ikon ist ein Zeichen (oder eine Abbildung), das so ähnlich aussieht wie das repräsentierte Objekt. Dabei ist es nicht von Bedeutung, ob es sich um ein Foto, eine Zeichnung oder um eine Skulptur handelt (siehe Abbildung unten).

Ein Index als Zeichen ist ein Verweis auf ein real existierendes einzelnes Objekt. Das heißt, es besteht eine direkte Verknüpfung zwischen beidem. Beispiel: Dichter Rauch ist ein Hinweis (Index) für Feuer. Ein Andreaskreuz ist ein Index für den folgenden Bahnübergang.

Bei einem Symbol fehlt die logische Verknüpfung zwischen Zeichen und Bedeutung. Man muss die Kodierung gelernt haben, um die Zeichen richtig zu interpretieren. Dafür kann man Wissen, Erfahrung und kulturellen Background benutzen, um das Zeichen zuzuordnen.[20] Auch Wörter oder die Buchstaben des Alphabets sind Symbole, deren Bedeutung man gelernt hat.

20 Je nachdem, in welchem Kontext ein Zeichen steht oder aus welcher Sicht man es betrachtet, kann ein Zeichen auch allen drei Kategorien zugeordnet werden: Die Abbildung einer Ampel auf einem Schild ist ein Ikon, weil es der realen Ampel sehr ähnlich sieht. Über Jahrzehnte hinweg hat es aber auch einen internationalen Symbolcharakter bekommen, denn überall steht dieses Zeichen für das gleiche Objekt. Ist an der Nähe einer Baustelle ein entsprechender Hinweis sowie ein Schild mit einer abgebildeten Ampel zu sehen, dann signalisiert es dem Autofahrer, dass hier gleich eine temporäre Ampelanlage aufgestellt ist. In diesem Fall ist die Ampel also nicht nur Ikon, sondern gleichzeitig auch Symbol und Index.

Die Zeichnung eines Gegenstandes, die eine hohe Ähnlichkeit mit dem tatsächlichen Objekt aufweist, ist ein Ikon. Ebenso ist das Gemälde oder das Foto einer Person ein Ikon, weil es der wirklichen Person ähnlich ist.

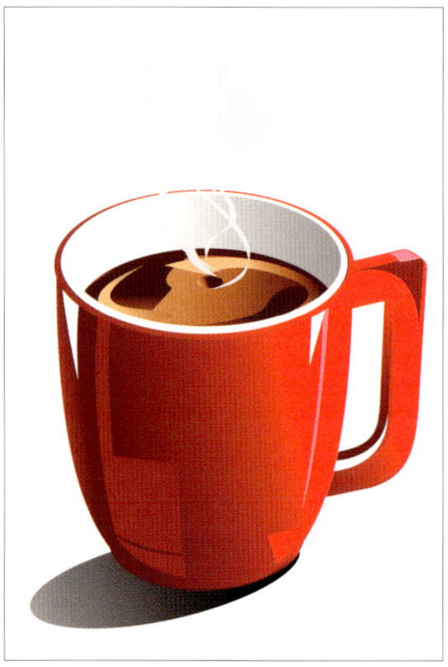

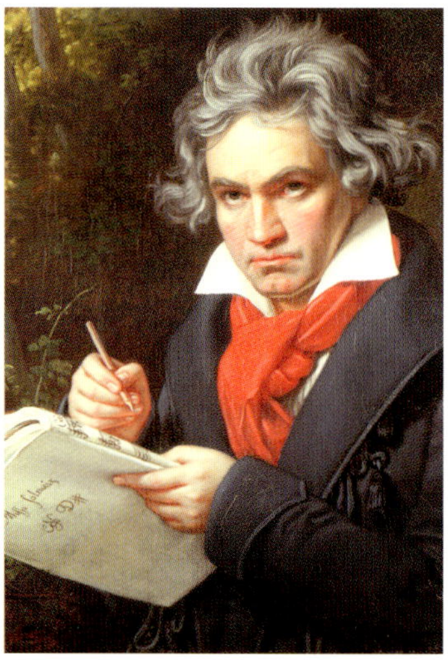

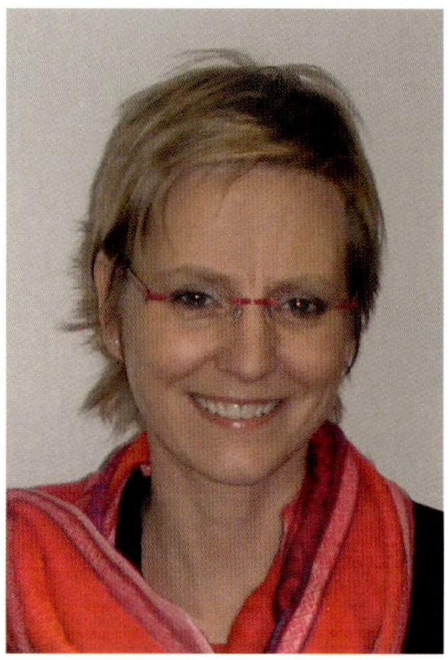

Abb. mitte Stieler, Joseph Karl, *Beethoven mit dem Manuskript der Missa solemnis.* Bonn, Beethoven-Haus.

Abb. rechts Petra Breuer, Autorin.

Aufgrund der Zerstörung der Gedächtnisfunktionen ist es sinnlos, in der Umgebung dementer Patienten moderne Piktogramme oder Symbole zu verwenden. Denn was sieht ein heute 80-jähriger Alzheimer-Patient, der im Kopf die letzten 50 Lebensjahre vergessen hat, in dem Piktogramm für »Toilette«[21]? Er käme vermutlich kaum auf die Idee, was sich wirklich hinter der bezeichneten Tür befindet.

Wenn die Bedeutung eines Zeichens erkannt werden soll, dann muss man an den Wissenstand früherer Jahre anknüpfen. Das Wissen der letzten Jahre haben die Betroffenen verloren. Deshalb scheint für die Zielgruppe der alten und hochaltrigen dementen Personen die Darstellung eines Ikons als Zeichen besser geeignet zu sein. Bei der Verwendung von Symbolen muss überprüft werden, ob sie »zeitgemäß« sind, das heißt, es muss zumindest eine Chance bestehen, dass ein 75-Jähriger diesem Symbol in seinem jungen Erwachsenenleben begegnet ist.

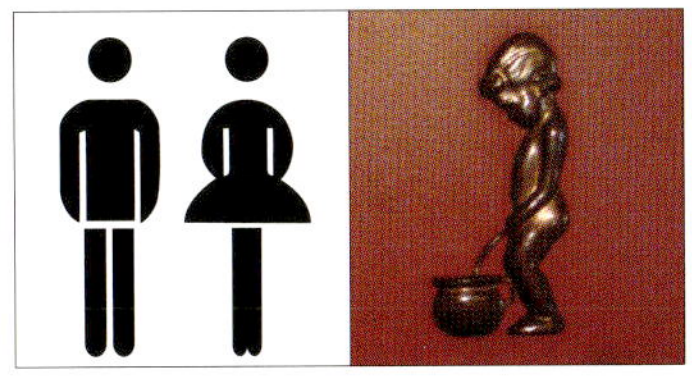

21 Die stilisierten Damen- und Herrenfiguren auf der linken Abbildung sind Symbole, die auf den meisten öffentlichen Toiletten-Türen zu sehen sind. *Wir* können das zuordnen, weil wir die Vereinbarung dessen, was diese Figuren symbolisieren, seit Jahren kennen. Doch für Menschen, die heute (!) an Demenz erkrankt sind, hat die Verwendung eines Ikons wie oben rechts wesentlich mehr Aussagekraft und Bedeutung.

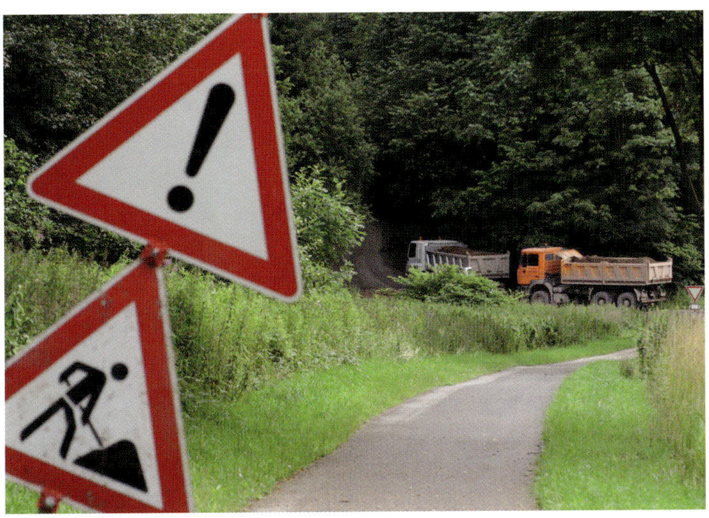

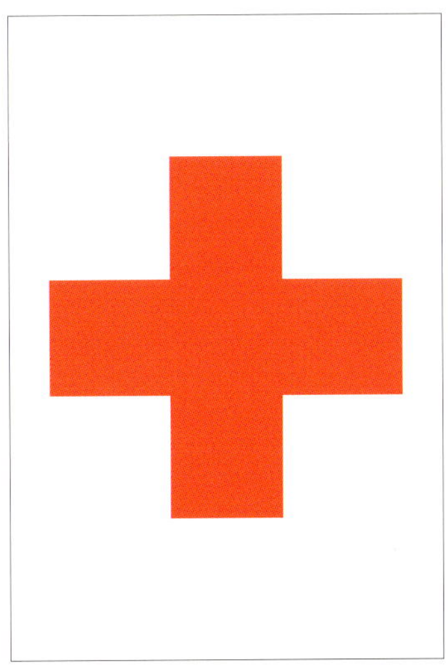

Ein Symbol muss gelernt sein, damit man die korrekte Bedeutung entschlüsseln kann: Das rote Kreuz steht seit 1863 als Kenn- und Schutzzeichen nationaler und internationaler Hilfsgesellschaften.

Das linke Schild ist ein Index. Es steht in der Regel in Verbindung mit einer naheliegenden Baustelle und verweist darauf.

WISSEN

Bildinhalte

Sich mit Bildthemen und -inhalten auseinanderzusetzen, ist im Rahmen einer zielgruppengerechten Gestaltung ein normales Procedere. Dabei wird immer nach Bildern und Motiven gesucht, von denen sich das Zielpublikum angesprochen fühlt, mit denen es sich identifizieren kann und die einen Wiedererkennungswert haben. Gleichzeitig wird damit eine Botschaft transportiert. Je mehr man über eine Zielgruppe weiß, desto genauer kann eine Botschaft platziert werden.

Gestaltet man für die alte und hochaltrige Zielgruppe, kann man mit Erinnerungsbildern arbeiten. Insbesondere aber für Menschen, die an einer Demenz erkrankt sind und demnach unter Gedächtnisverlust leiden, sollte man sich in der Bildgestaltung thematisch unbedingt auf früher gesehene Bilder stützen.[22]

Bilder, Marken und Namen aus der Werbung sind ihrem Wesen gemäß besonders einprägsam und werden zum Teil im Primingsystem bzw. im perzeptuellen Gedächtnis abgespeichert. (→ Seite 46 f.) Mit vielen einprägsamen Bildern aus der früheren Werbung, aus Filmen, aus Kunst, Kultur und aus dem öffentlichen Leben der Fünfziger und Sechziger lassen sich bei den heute 70- bis 80-Jährigen Erinnerungen wachrufen. Mit diesen (geprimten) Bildern müssten sich Verknüpfungen bilden lassen, die von dementen Menschen bis zu einem gewissen Punkt verstanden werden.

22 Bei der Suche nach Inhalten und Themen für Menschen mit Alzheimer-Demenz muss man diejenigen Gedächtnissysteme ansprechen, die laut Forschung am längsten intakt sind: Das prozedurale Gedächtnis, das Primingsystem und das perzeptuelle Gedächtnissystem (→ Seite 46 f.). In beiden Systemen sind über lange Zeit immer wieder – bewusst oder unbewusst – Informationen gespeichert worden, die man mit entsprechenden Hinweisreizen möglicherweise noch abrufen kann. Diese Informationen können verhaltenswirksam werden, weil eine erhöhte Wahrscheinlichkeit besteht, dass der Patient etwas wiedererkennt.

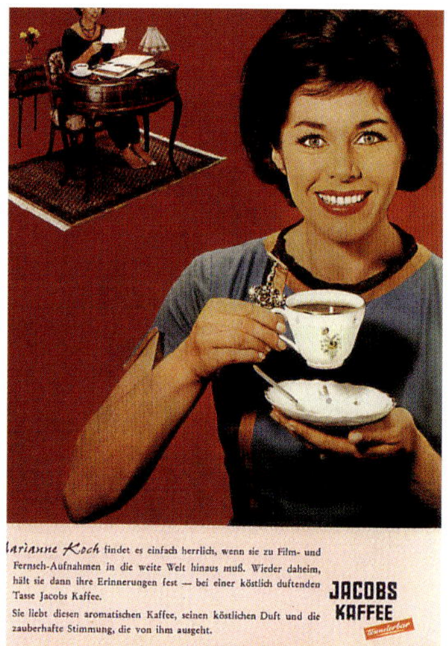

Eine Werbe-Ikone der Nachkriegsjahre: Marianne Koch. So wie sie gab es schon damals prominente Gesichter, an die sich die ältere Generation bestens erinnern kann. Warum kann die Werbung von damals heute nicht denselben Aufforderungscharakter haben?

Wie war die Werbung nach Ende des Zweiten Weltkrieges? In den Jahren nach 1948 ging es vor allem in Zeitungen und Zeitschriften darum, die Verfügbarkeit bestimmter Konsumgüter wie Zahnpasta, Seife, Kosmetika und Rauchwaren bekannt zu geben. Erinnern können sich alte Menschen zum Beispiel an Marken wie Sunlicht, Kaloderma, Luxor, Telefunken, Osram, Triumph und Nivea. Auch das heute noch bekannte Waschmittel Rei gab es damals schon. Allerdings wurde es auch zum Baden und Duschen, Geschirrspülen, Wäschewaschen und zur Bodenreinigung empfohlen!

Idole der 50er-Jahre wie Peter Kraus und Conny Froboess wurden immer häufiger als Sympathieträger in der Werbung eingesetzt. Die Gesichter von Peter Frankenfeld, Karlheinz Böhm und Vicco Torriani, Willy Millowitsch, Rudolf Platte, Magda Schneider, Hilde Krahl, Marianne Koch und viele, viele andere sind 80-Jährigen geläufiger als die Testimonials von heute. Auf den Titelbildern der aufkommenden Frauenzeitschriften wie *Constanze* oder *Ihre Freundin* strahlten Filmstars wie Greta Garbo, Audrey Hepburn und Zsa Zsa Gabor die Leserinnen an. Sie alle gehören zur Erinnerung der Alten. Alle diese Gesichter können von kreativen Gestaltern wiederbelebt und sinnvoll in den Alltag von alten, hochaltrigen und dementen Menschen eingesetzt werden.

Kompositorisch waren die Anzeigen Ende der 1940er-Jahre meistens nach traditionellen Gestaltungsregeln einfach und symmetrisch aufgebaut. Oft waren die Anzeigen mit einem Passepartout gerahmt, ähnlich wie ein Gemälde. Werbung wurde damals hauptsächlich gezeichnet, und viele Zeichner wurden später sehr bekannt, wie zum Beispiel Olaf Gulbransson, Vicco von Bülow (Loriot) oder Carolus Horn (→ Seite 72). Farbige Gestaltung war zu diesem Zeitpunkt noch selten, weil nur wenige Zeitschriften mehrfarbige Illustrationen drucken konnten. Immer öfter setzte man ab den 1950er-Jahren die Fotografie ein, dann wurden zunehmend mehr Spots im Fernsehen gezeigt.

In der Werbung der Nachkriegsjahre findet jeder Gestalter ein reiches Repertoire an Inspiration für eine demenzoptimierte Gestaltung, sowohl inhaltlich als auch gestalterisch.

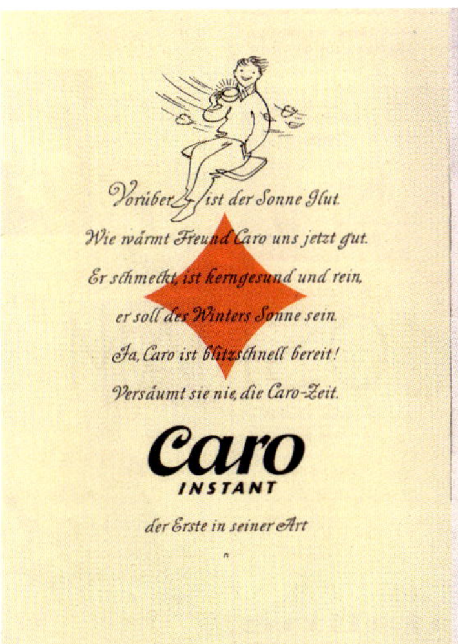
Vorüber ist der Sonne Glut.
Wie wärmt Freund Caro uns jetzt gut.
Er schmeckt, ist kerngesund und rein,
er soll des Winters Sonne sein.
Ja, Caro ist blitzschnell bereit!
Versäumt sie nie, die Caro-Zeit.
Caro
INSTANT
der Erste in seiner Art

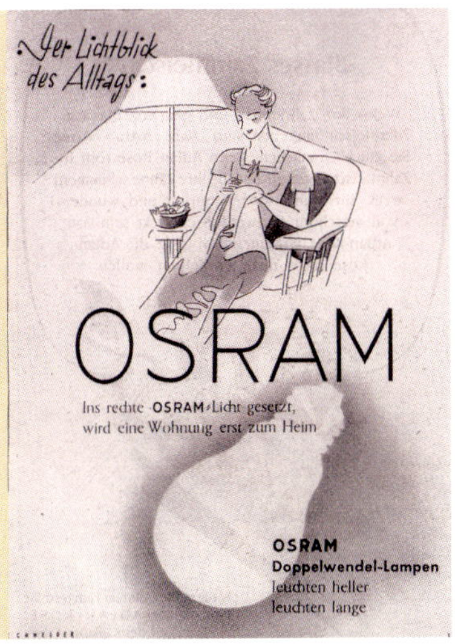
Der Lichtblick des Alltags:
OSRAM
Ins rechte OSRAM-Licht gesetzt, wird eine Wohnung erst zum Heim
OSRAM
Doppelwendel-Lampen
leuchten heller
leuchten lange

Eine lockere Zeichnung und eine persönlich anmutende kursiv gesetzte Textbotschaft in Gedichtform präsentierten den Caro Kaffee. Die Anzeige vermittelte damals ein Gefühl von Genuss und Freude in den rauen Nachkriegszeiten – auch wenn es nur Ersatz für echten Bohnenkaffee war.

Auch das Osram-Beispiel zeigt eine damals typische Art der Zeichnung: Leichter und zarter Strich, das Bild einer Frau in häuslicher Atmosphäre. Der übergroße Schriftzug OSRAM ist so filigran wie die Linien der Zeichnung.

THEORIE

Funktionen des Gehirns (I)

Kenntnisse über die Funktionsweise des Gehirns helfen verstehen, warum bei einer Erkrankung im Alter wie der Alzheimer-Demenz die Alltagskompetenz verloren geht oder scheinbar banale Entscheidungen nicht mehr getroffen werden können. Denn je nach Verlauf und Stadium der Erkrankung sind die verschiedenen Areale davon betroffen. Deshalb werden hier die wichtigsten Bereiche des Gehirns vorgestellt: der Okzipital-, Parietal-, Temporal- und Frontallappen, sowie das limbische System und der Hirnstamm.

Am besten verfolgt man den Weg einer visuellen Information, nachdem diese die Netzhaut verlassen hat (→ Seite 18). Über den Sehnerv und den *Thalamus* (Teil des Zwischenhirns und wichtigste Umschaltstation für die Informationen) erreicht diese ihre erste Anlaufstelle im Gehirn.

Der Okzipitallappen (Hinterhauptslappen) ist die erste Station im Gehirn, genauer ein kleiner dort lokalisierter Teil, der *primäre visuelle Cortex*. Hier angekommen spaltet sich die Information und verläuft auf zwei getrennten Bahnen weiter, die für unterschiedliche Funktionen spezialisiert sind: Die eine Bahn für die Objekterkennung (»Was ist das für ein Gegenstand?«) zieht in Richtung Temporallappen, die andere Bahn für die Objektlokalisierung (»Wo ist das, was ich sehe?«) leitet die Information in den Parietallappen. Die Bahn, die zum Parietallappen führt, dient auch gleichzeitig zur Wahrnehmung der eigenen Aktionen, wie dem Ergreifen von Gegenständen (»Wie hantiere ich mit dem Gesehenen?«).

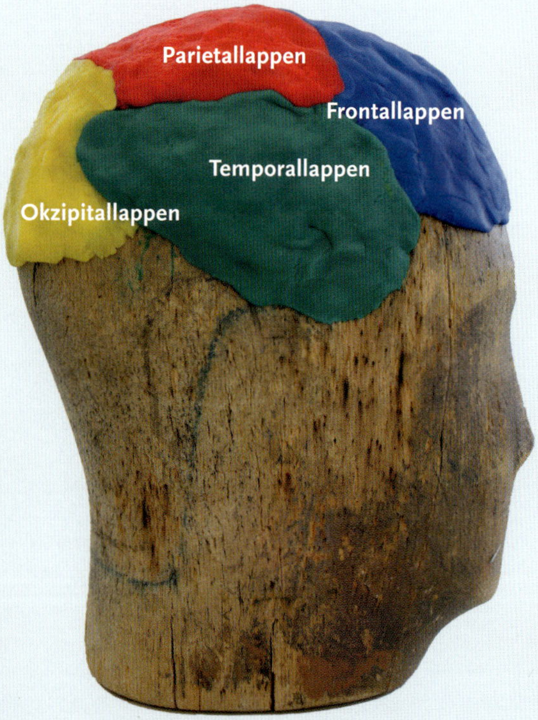

Die Umhüllung des Gehirns wird *Cortex* genannt und in mehrere Lappen unterteilt. Der Okzipital- oder Hinterhauptslappen, der Temporal- oder Schläfenlappen, der Parietal- oder Scheitellappen und der Frontal- oder Stirnlappen sind die bekanntesten Lappen und liegen außen. Ein weiterer, wichtiger Bereich – das limbische System – liegt entlang der Innenwand und ist von außen nicht sichtbar.

Der Parietallappen oder auch Scheitellappen ist – wie gerade beschrieben wurde – vorwiegend für visuell-räumliche Fähigkeiten zuständig. Verschiedene sich hier befindende Areale helfen dabei, die Objekte zu lokalisieren, also wo sich ein Gegenstand befindet und in welche Richtung er sich bewegt. Andere Areale sind dafür verantwortlich, dass man sich mit dem Körper im Raum orientieren kann. Dazu werden die Koordinaten, die die Netzhaut des Auges erhalten hat, in körperzentrierte Raumkoordinaten umgerechnet: Man kann Waagerechte und Senkrechte erkennen, die Entfernung und die Position eines Objektes im Raum oder die Mitte eines Ganges einschätzen. Andere Funktionsfelder im Parietallappen ermöglichen es, Objekte und Gegenstände aus ungewohnten Perspektiven zu erkennen.

Bei Störungen in diesem Hirnbereich gelingt es nicht oder schwer, eine Handlung unter visueller Kontrolle durchzuführen (siehe Abb. unten).

Im Temporallappen (Schläfenlappen) befinden sich der sogenannte »Hörcortex«, der Bereich für die Sprachwahrnehmung, sowie wichtige Funktionen für die visuelle Objekterkennung. Außerdem enthält der Temporallappen ganz wesentliche Strukturen für das Gedächtnis, weshalb diesem Hirnbereich bei der Alzheimer-Demenz eine besondere Bedeutung zukommt. Im Laufe der Erkrankung werden die Störungen des Gedächtnisses hier so schwerwiegend, dass daraus deutliche Beeinträchtigungen der Alltagskompetenz resultieren.

Die Erkennung von Gesichtern ist eine komplexe Funktion und fällt ebenfalls in den Bereich des Temporallappens. Bei Störungen in diesem Bereich haben Patienten Schwierigkeiten, die Gesichter von vertrauten Personen, engen Freunden und Familienmitgliedern zu identifizieren. Im schlimmsten Fall erkennen sie nicht einmal mehr das eigene Spiegelbild (→ Seite 35).

Doch auch die anderen Funktionen des Temporallappens sind in Mitleidenschaft gezogen und können sich zum Beispiel dadurch bemerkbar machen, dass man sich an Wörter nicht erinnern kann. Dinge zu benennen wird unter Umständen so schwierig, dass ein Alzheimerpatient in einem Gespräch wenige Inhaltswörter verwendet oder Dinge semantisch »umschreibt«. Wenn einem gesunden Menschen hin und wieder ein Name oder ein Wort nicht einfällt, ist das normal. Ist jemand hingegen nicht in der Lage, ein spezielles Wort zu finden, und ein Gegenstand (wie Schneebesen oder Zahnbürste) wird umständlich umschrieben, dann ist das nicht normal.

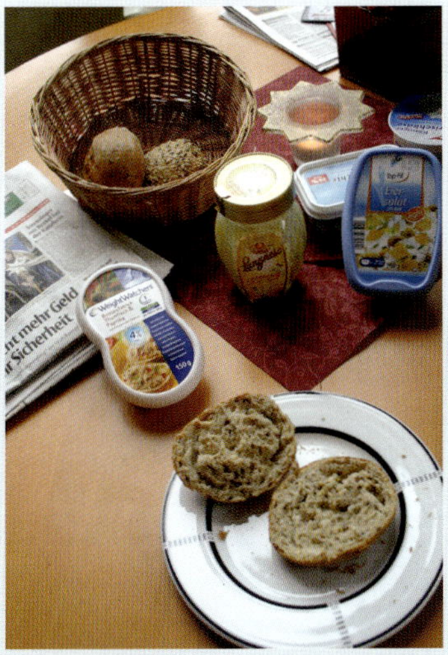

Beim Anblick eines Frühstückstisches treffen die ersten visuellen Informationen im Okzipitallappen ein und werden dann in zwei Bahnen aufgeteilt. Die eine führt in das »Wo-und-wie-Zentrum« also zum Parietallappen, der andere Pfad in das »Was-Zentrum«, zum Temporallappen.

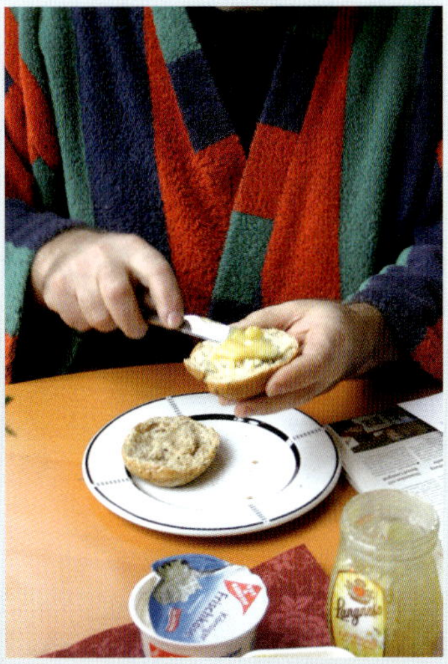

Die Arm- und Handbewegungen, um ein Brötchen mit Honig zu bestreichen und anschließend zum Mund zu führen, erfordern nicht nur Information über den Ort, *wo* das Brötchen liegt. Man benötigt ebenso ein gewisses Maß an Kontrolle über die Bewegung »unter Sicht«, damit man das Brötchen unter optischer Kontrolle ergreifen und in eine Richtung bewegen kann.

THEORIE
Funktionen des Gehirns (II)

23 Ärgerlich zu werden, wenn jemand eine Verabredung platzen lässt, ist eine normale, emotionale Reaktion. Wütend zu sein, weil der dreijährige Enkel seine Schuhe nicht alleine zubinden kann, ist eine unangemessene Emotion, die man oft schon zu Beginn der Alzheimer-Krankheit beobachten kann.

In das limbische System gelangt eine Information, nachdem sie den Temporal- und den Parietallappen passiert hat. Bevor sie nun in den nächsten Lappen, den Frontallappen, gelangt, macht sie eine Schleife in das limbische System. Hier, in einem speziellen Bereich des limbischen Systems – dem Mandelkern –, werden unter anderem Emotionen wie Angst, Aggressionen, Wut, Sehnsucht und Freude[23] geregelt. Allerdings können die Signale, die über die Sinnesorgane eingehen, an der Umschaltstation, dem Thalamus, verschiedene Wege nehmen: So hat die neuere Forschung ergeben, dass starke und primitive Gefühle den direkten Weg zum Mandelkern nehmen und sofort eine Reaktion auslösen. Währenddessen wird vom Thalamus ein zusätzliches Signal auf den »langen Weg« zum denkenden Gehirn geschickt. So erklären sich auch manche spontane, impulsive Gefühlsausbrüche, die sich entladen, bevor man rational denken und reagieren kann.

Darüber hinaus sind im limbischen System Strukturen vorhanden, die an der Übertragung von Informationen aus dem Kurzzeit- ins Langzeitgedächtnis beteiligt sind. Ein anderer Teil des limbischen Systems, der *Hippocampus*, (liegt im mittleren Bereich des Temporallappens) ist insbesondere für das Gedächtnis, aber auch für die räumliche Informationsverarbeitung zuständig.

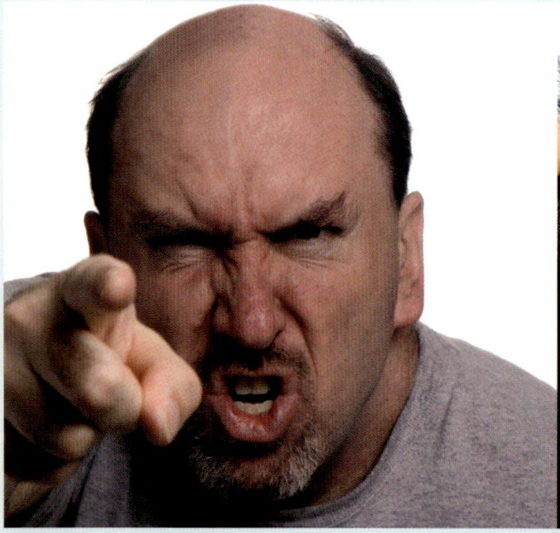

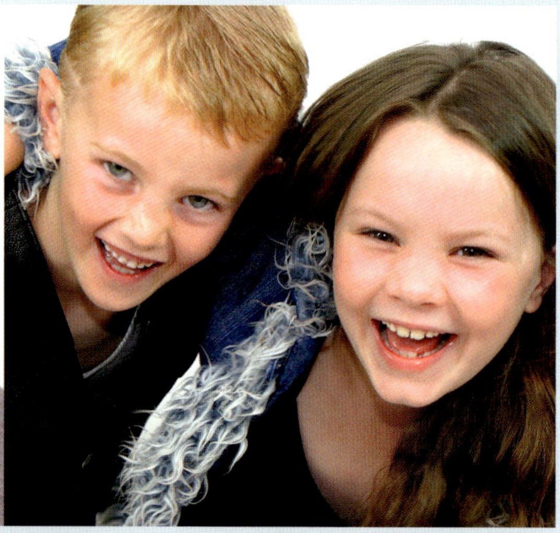

Emotionen wie Wut, Angst, Trauer, Freude und Fröhlichkeit werden aus dem limbischen System heraus geregelt.

Der Frontallappen wird von einer visuellen Information erreicht, wenn sie verschiedene andere Hirnbereiche passiert und ihre Schleife über das limbische System gedreht hat. Der Frontallappen ist die höchste Entscheidungsebene des menschlichen Gehirns und hilft dabei, zweckgerichtete und komplexe Denkmuster zu bewältigen. Jetzt kann man sich zu einer logischen, konsequenten Handlung, für einen Gedanken oder eine Idee entscheiden. Ist das passiert, hilft der Frontallappen, die Bewegung vorzubereiten, willkürlich die Augen in eine Richtung zu lenken oder auch komplexe Bewegungsautomatismen auszulösen.

Bei der Alzheimer-Krankheit kann das Zusammenspiel des emotionalen Zentrums im limbischen System und dem Entscheidungsorgan (Frontallappen) zerstört sein. Das könnte sich zum Beispiel in folgender Aktion bemerkbar machen: Der Betroffene leidet unter einem Verlust von Hemmungen, gibt unangemessene Äußerungen von sich, flucht und schimpft (limbisches System – Emotion) und entkleidet sich dabei zum Entsetzen aller Spaziergänger in einer öffentlichen Fußgängerzone (Frontallappen – Entscheidung, Ausführung).

Der Hirnstamm ist der älteste Hirnanteil überhaupt. Er befindet sich zwischen dem Großhirn und dem Kleinhirn. Hier werden Funktionen geregelt wie die Kontrolle der Atmung und des Gleichgewichtes, die Feinmotorik, die für koordinierte, komplexe Bewegungen notwendig ist, und v.a.

In einem bestimmten Abschnitt des Hirnstamms wird auch das Schlafmuster reguliert. Bei vielen Alzheimerkranken kommt es zu Störungen in diesem Hirnbereich, was sich in einem veränderten Schlafrhythmus bemerkbar macht. Viele Alzheimer-Patienten unterliegen deshalb dem Drang, in der Nacht umherwandern zu müssen. Aktivitäten, die sonst tagsüber ausgeführt werden, sollen nun nachts stattfinden, indem die Betroffenen z.B. gerne um zwei Uhr morgens einkaufen gehen möchten.

Im letzten Stadium der Erkrankung können dann auch vitale Funktionen beeinträchtigt sein, wie Atmung, Blutdruck und Herzschlag.

Wenn Alzheimer den Frontallappen angreift, verlieren die Patienten die Fähigkeit, zu planen oder kompliziertere Aktionen auszuführen. Einen Scheck auszufüllen kann zu einem Problem werden, das nicht mehr gelöst werden kann. Anfangs ist es aber noch hilfreich, solche Prozesse für den Betroffenen in einfache Schritte zu zerlegen und sie dabei anzuleiten.

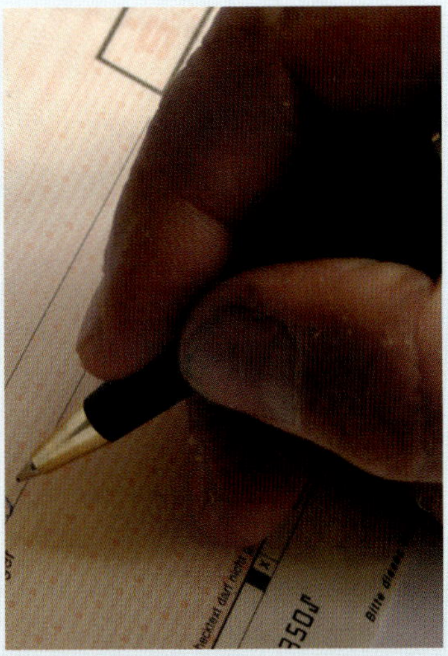

Nachts sind die Flure in den Einrichtungen für Senioren und Demenzkranke oft abgedunkelt und schlecht beleuchtet. Orientierungshilfen müssen auch bei Dämmerlicht deutlich zu erkennen sein, damit die »Wanderer« eine Chance haben, sich zurechtzufinden.

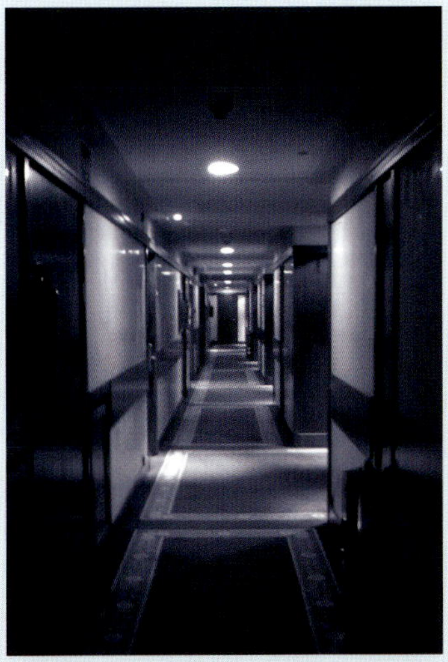

LÖSUNGSANSÄTZE

Alte Klassiker neu aufgelegt (I)

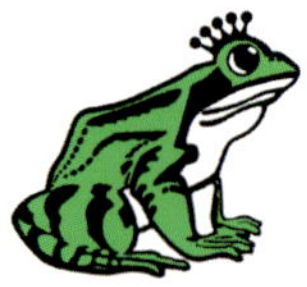

1903

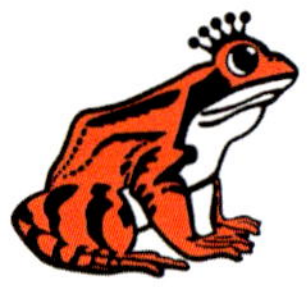

1919

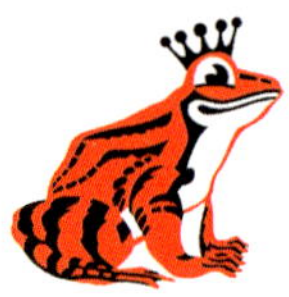

1962

1971

Seit beinahe einem Jahrhundert ist **der Erdalfrosch** die Reklamefigur der Firma Werner & Mertz aus Mainz, die sich 1901 die Schuhcreme mit dem Namen Erdal patentieren ließ. 1903 wurde die Wortmarke Erdal mit dem Bild des Froschkönigs aus Grimms Märchen ergänzt. Etwa um 1919 wurde der Frosch selbst zum Logo, 1953 war Erdal die meistverkaufte Schuhpflege in Deutschland. Bis 1971 hatte sich der Erdalfrosch in seinem Erscheinungsbild nur wenig verändert – eine Chance für die Wiedererkennung! Heute ist der Erdalfrosch zwar stilisierter und moderner geworden, ist aber immer noch ein »Frosch«.

Der Erdalfrosch als ein zur Handlung führendes Gestaltungsmittel? Auf der Suche nach den Kleidern und Schuhen können die Angehörigen dementer Patienten damit eine visuelle Hilfe geben, denn allein ein Zettel mit: »Schuhe« kann nicht genug sein. An den entsprechenden Schrank als Aufkleber angebracht, kann der Erdalfrosch eine zusätzliche Hilfe sein.

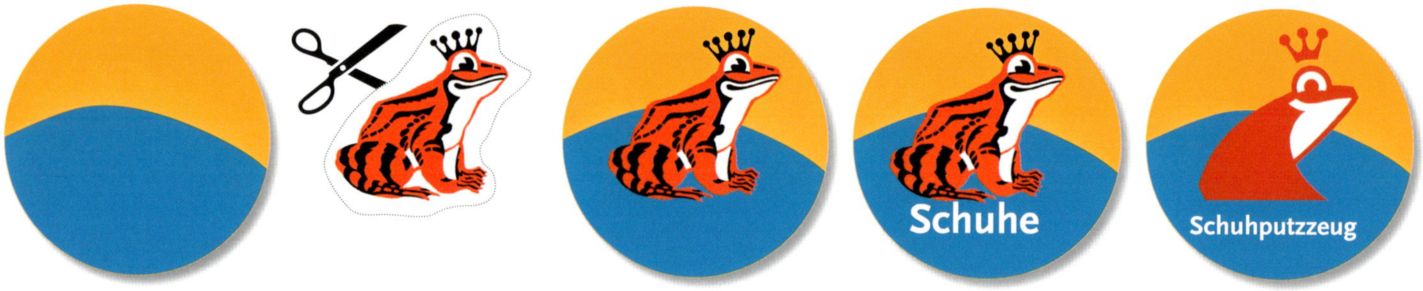

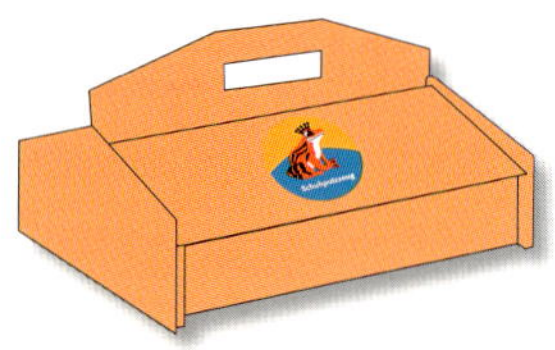

Das HB-Männchen Bruno gibt es seit 1957, und es war wohl die bekannteste Figur des Werbefernsehens der 60er-Jahre. Damals kannten 96% aller Zuschauer diesen aufgeregten Mann, der immer gleich »in die Luft ging«. Wie kann Bruno bei der visuellen Gestaltung des Umfeldes für Demenzpatienten helfen?

In vielen Einrichtungen gibt es ausgewiesene Räume, in denen geraucht werden darf, denn man wird Senioren oder Demenzpatienten nicht mehr das Rauchen abgewöhnen können. Ein Schild, auf dem Bruno sich genüsslich eine Zigarette ansteckt, ist eine gute Alternative zu einem Schild, auf dem lapidar »Raucher« oder »Raucherraum« steht.

Auf einem matten Papier sollte die Figur von Bruno mit konturierenden Linien gezeichnet sein (→ Seite 68) und dann farblich kräftig koloriert werden (Farbwerte und Differenzierung beachten). Wenn dann ein kurzer Satz wie »Hier darf geraucht werden« hinzukommt, dann wird das Bild auch auf der textlichen Ebene unterstützt, und die Chance der Verständlichkeit steigt. Keinesfalls sollte das Schild mit Laminierfolie versehen oder hinter Glas gelegt werden, da hier sonst ein Blendeffekt auftritt (→ Seite 79).

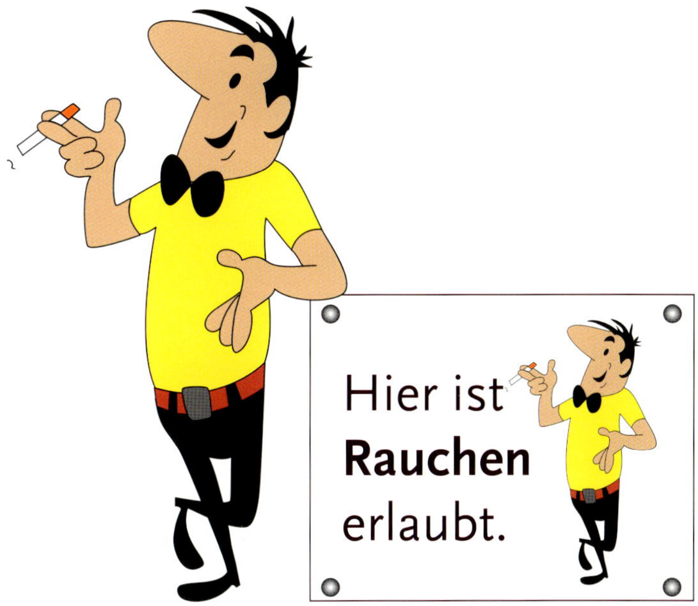

LÖSUNGSANSÄTZE

Alte Klassiker neu aufgelegt (II)

Noch einprägsamer dürfte das seit 1893 bekannte **Mundwasser Odol** gewesen sein, dessen Flaschenform – ähnlich wie Coca Cola – Designgeschichte geschrieben und bereits auf einem Plakat von 1907 die markante Form von heute hat. Diese milchweiße Flasche mit der charakteristischen Kontur, die blaue Farbe des Etikettes, der Schriftzug und der einprägsame Name haben sich über Jahrzehnte fest im Bewusstsein der Verbraucher verankert. Die Präsenz der Marke Odol zeigt sich auch dadurch, dass sich Maler, Bildhauer und Literaten immer wieder mit dem »Geist aus der Flasche« auseinandergesetzt haben. Zu den prominentesten Werken zählt das »Odol-Bild« des Amerikaners Stuart Davis von 1924, das heute im Bestand des Museum of Modern Art in New York ist.

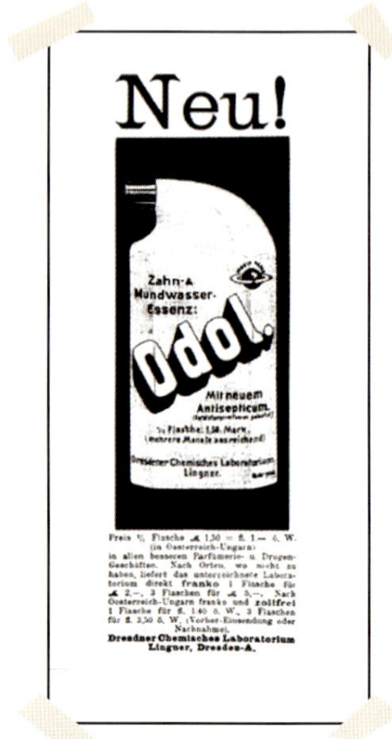

Odol-Anzeige von 1883

So kann dieses allgegenwärtige Produkt für Zahnhygiene heute **als visuelles Hilfsmittel** für demente Patienten genutzt werden, um z.B. den Spiegelschrank im Badezimmer damit zu kennzeichnen.

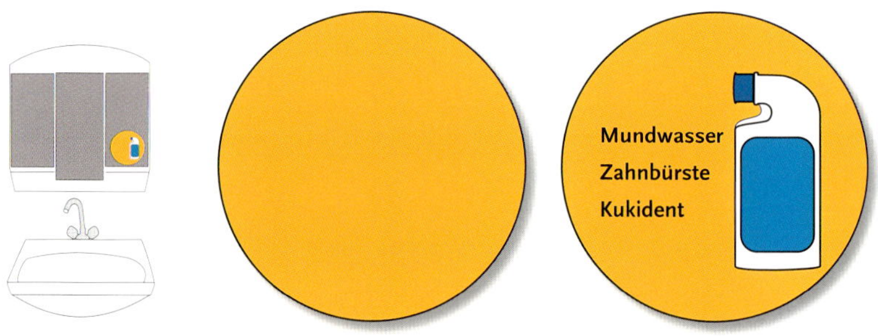

Die jahrzehntelange Verwendung der gleichen Werbefiguren ist nicht nur in Verbindung mit Hinweisschildern oder Aufklebern interessant. Ein sich auf dem Markt befindendes Spiel, bei dem demenzkranke Spieler eine Mikrowelle einer modernen Einbauküche zuordnen sollen, muss angesichts des Alters und der Erkrankung als Hohn erscheinen. Zudem sind die fotografierten Gegenstände auch noch kontrastarm und formlos. Hier werden weder visuelle Reize, noch zielgruppengerechte Inhalte geboten. Ein frustrierendes Scheitern für Therapeuten und Patienten an diesem Spiel ist programmiert. Dabei gibt es – wie hier ansatzweise gezeigt wird – unzählige Möglichkeiten, in der Geschichte der Werbung herumzustöbern und sie (wieder) kreativ in den Alltag mit einzubeziehen.

Die **»weiße Dame mit Florentinerhut«** und der Waschpulver-Packung in der Hand war erstmals 1920 zu sehen. Über viele Jahrzehnte hinweg war diese Dame – angepasst an den jeweils aktuellen Frauentyp – auf Blechschildern, Hausgiebeln, Plakaten und Straßenuhren zu sehen. Auch der Werbeslogan »Persil bleibt Persil« wurde ins Gedächtnis eingehämmert: 60 Jahre lang, von 1913 an bis 1973, war er im Einsatz.

Ab 1956 lief der erste Werbespot im deutschen Fernsehen: Beppo Brem, ein damals beliebter deutscher Volksschauspieler, wurde als bekennender Persil-Verwender der erste Star des aufkommenden Werbefernsehens.

Ein Schild an der Tür, hinter der sich die Waschmaschine befindet – oder auch an den Schrank mit den Haushaltsmitteln, könnte die Verknüpfung: Persilfrau / Wäsche bewirken.

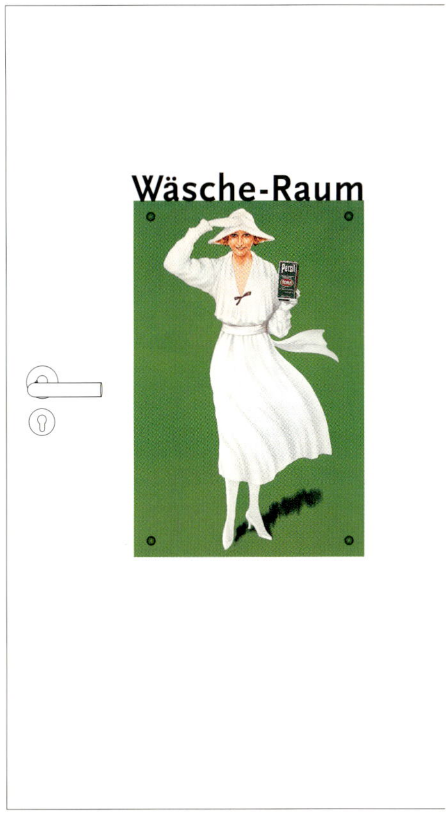

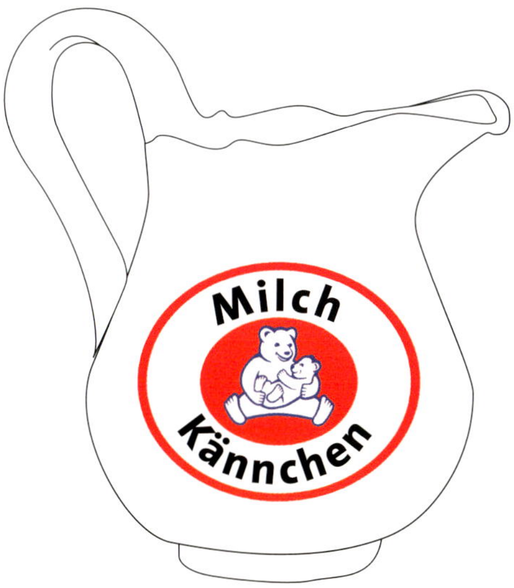

1982 wurde in der Schweiz die Berner-Alpen Milchgesellschaft gegründet, und das Wappentier des Kantons Bern wurde zum Logo der Firma. Die heutige Version des Bärenlogos wurde 1951 entwickelt. Dieses Markenzeichen kann für Demenzkranke ein bildlicher und mit Text versehener Hinweis sein, was sich in dem Kännchen befindet. Durch solche **ganz einfachen visuellen Alltagshilfen** könnten vielleicht wieder kleinere selbstständige Handreichungen zu Hause oder innerhalb einer Wohngruppe möglich werden.

GRAFIK

Die grafische Darstellung von Informationen und die Arbeit mit Illustrationen sind oft wesentlicher Bestandteil der visuellen Gestaltungsarbeit. Durch Einbußen einiger Gedächtnisfunktionen und durch das fortgeschrittene Alter kann die Wahrnehmung von Tiefe beeinträchtigt sein. Deshalb ist die Entscheidung für Form und Stil einer Darstellung insbesondere für die Zielgruppe der Demenzkranken ein wichtiger Aspekt. In diesem Kapitel wird erklärt, was Tiefenwahrnehmung ist, welche Stilmerkmale eine bildliche Darstellung haben kann und wie man zu einer demenzoptimierten grafischen Lösung kommt. Das Ziel muss sein, vorhandenes Potenzial bei Menschen mit (Alzheimer-)Demenz noch möglichst lange zu nutzen.

BARRIERE

Veränderte Tiefenwahrnehmung

Unter Tiefenwahrnehmung versteht man das »Erfassen und Einschätzen der Entfernung von Gegenständen durch Lokalisierung im räumlichen Umfeld« (Fröhlich, S. 479). Räumlichkeit, Dreidimensionalität, Entfernung sind die Merkmale von Tiefe und können auf verschiedene Weise wahrgenommen werden:
Die erste Möglichkeit ist **das okulomotorische Tiefensehen.** Es beruht auf dem Zusammenhang zwischen der Entfernung eines gesehenen Gegenstandes und den physiologischen Fähigkeiten des Auges. Dabei kommt es auf die Beweglichkeit der Augen (*Okulomotorik*) an, denn die Augenlinse muss sich an die Entfernung des Objektes anpassen können (*Akkomodation*), um eine scharfe Abbildung zu gewährleisten. Außerdem müssen die Augäpfel in der Lage sein, sich zum Fixationspunkt zu drehen (*Konvergenz*). Aus diesen beiden Faktoren, der Akkomodation und der Konvergenz, kann das visuelle System im so genannten Nahbereich von etwa eineinhalb bis drei Metern die Informationen für räumliche Tiefe entnehmen (vgl. Goldstein, 2002, S. 225 ff.).

Je älter der Mensch wird, desto mehr lassen aber diese okulomotorischen Fähigkeiten nach. Das heißt, es wird schwieriger, die Entfernung bzw. die Tiefe und Ausdehnung dreidimensionaler Gegenstände einzuschätzen.

Die Fähigkeit zum binokularen Tiefensehen ist ein weiterer Faktor, der zur Wahrnehmung von Tiefe beiträgt. Binokulares Sehen ist das beidäugige, dreidimensionale Sehen und wird auch als *Stereopsis* bezeichnet. Dabei geschieht Folgendes: Die abweichenden Bilder, die jeweils auf die Netzhaut der beiden Augen projiziert werden, verschmelzen miteinander. Durch die weitere Verrechnung im Gehirn entsteht dann der Eindruck der dreidimensionalen Wahrnehmung eines Gegenstandes. So lassen sich Größe und Entfernung einschätzen, und es entsteht der plastische Eindruck von Objekten und von Gesichtern.

Beim okulomotorischen Tiefensehen tragen Akkomodation (Fähigkeit zur Naheinstellung, rechte Abbildung) und Konvergenz (Drehung der Augäpfel zum Fixationspunkt, linke Abbildung) im Nahbereich bis etwa zwei Metern zur Wahrnehmung von Tiefe bei.

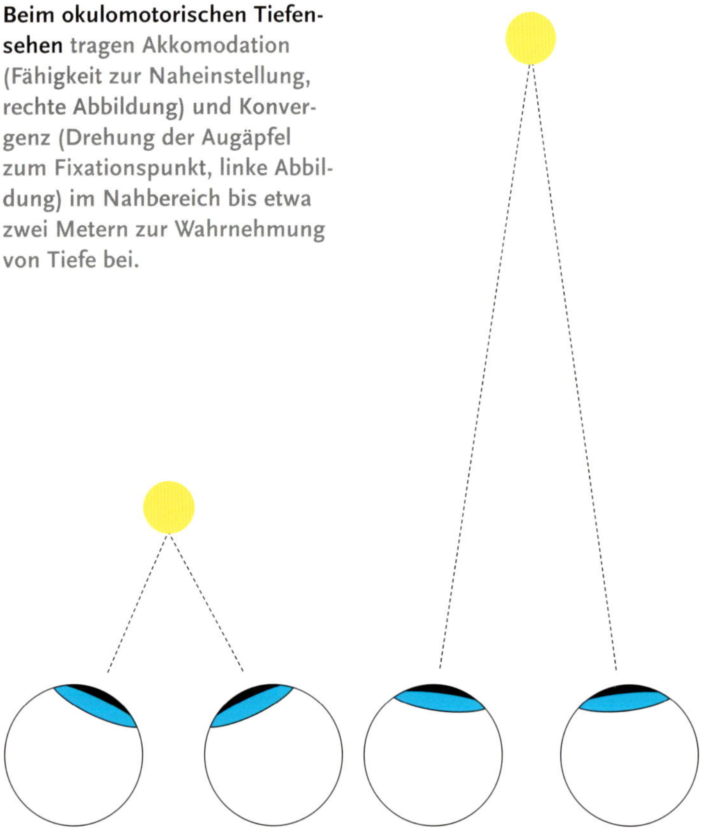

Jedes Auge projiziert ein Bild auf die Netzhaut. Diese beiden leicht unterschiedlichen Bilder werden im Gehirn so verrechnet, dass am Ende ein plastischer Eindruck entsteht. Damit können auch Rückschlüsse auf die relative Entfernung des Objektes gezogen werden. Das ist **das binokulare Tiefensehen.**

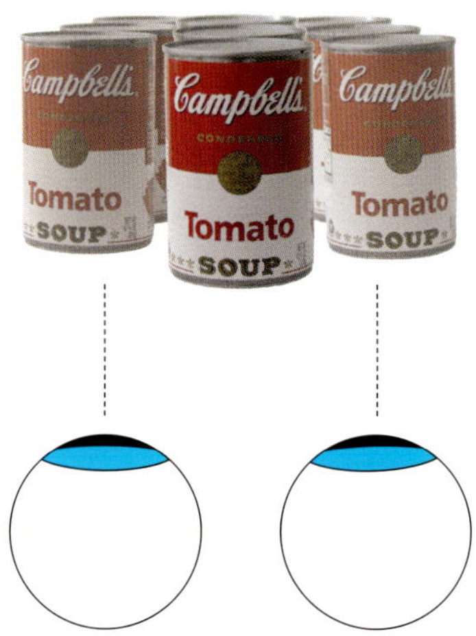

Binokulares Sehen ist vor allem im Nahbereich von Bedeutung. Störungen im Gehirn können zum Ausfall des binokularen Sehens führen. Menschen, bei denen es krankheitsbedingt zu einem völligen Ausfall des binokularen Sehens kommt, haben im Alltag ernsthafte Probleme: Sie erleben die Welt »flach wie ein Bild«. Treppenstufen erscheinen ihnen wie ein zweidimensionales Muster aus horizontalen und vertikalen Balken. Dreidimensionale Figuren (z.B. ein Würfel) werden nur noch als zweidimensionale Gebilde (z.B. als ein Sechseck) wahrgenommen (vgl. Projekt Prometheus der Universität Tübingen).

Monokulare Tiefenkriterien sind Hinweise auf räumliche Entfernungen, die nur mit einem (!) Auge wahrnehmbar sind. Dazu gehören die Größenverhältnisse von Objekten und das Wissen um deren tatsächliche Größe. Schattierung, Perspektive und Abstände von Strukturen sind weitere Aspekte, die einem Betrachter Informationen über die Räumlichkeit geben[24] (siehe Abbildung unten). Beispielsweise werden Objekte, die wiederum andere Gegenstände verdecken, als relativ näher gesehen. Objekte die sich näher am Horizont befinden, nimmt man als weiter entfernt wahr.

24 Patienten, die die Fähigkeiten der Tiefenwahrnehmung verloren haben, über- oder unterschätzen manchmal die Entfernungen von Objekten. Man kann das dadurch bemerken, dass die Betroffenen einen Gegenstand zu weit oder zu kurz greifen, gegen Türen oder Mauern laufen oder auch Schwierigkeiten beim Treppensteigen zeigen.

An dem nebenstehenden Bild sind einige monokulare Tiefenkriterien sehr gut zu erkennen: Objekte, die **andere Objekte verdecken (A)**, werden als relativ näher gesehen. **Schattierungen (siehe runde Säulen)** lassen Objekte rund erscheinen. **Lineare Perspektiven (B)** erhält man durch parallele Linien, die in der Ferne zusammenlaufen. **Kontrastierende Größenverhältnisse (vergleiche Personen vorne und hinten)** machen ebenfalls Entfernungen deutlich. Bei der **Luftperspektive (C)** wird Tiefe erzeugt, indem Dinge, die weit entfernt sind, unscharf und verschwommen erscheinen. Im Freien bzw. in der Landschaft ist Entferntes meist bläulich gefärbt. Wenn gleiche Strukturen, Elemente oder **Texturen mit zunehmender Distanz immer dichter (D)** gepackt sind, erscheinen sie weiter entfernt.

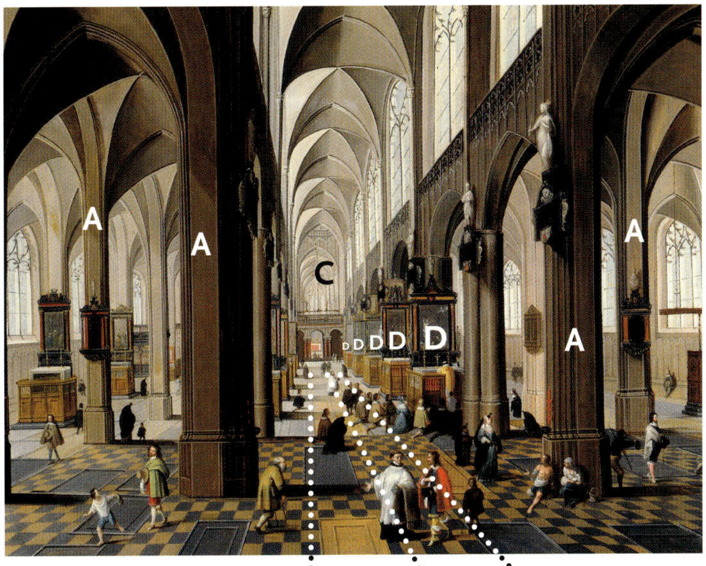

Pieter Neefs der Jüngere, *Inneres der Kathedrale von Antwerpen.* Öl/Eichenholz, 71,5 × 105 cm. Leihgabe der Sammlung Schönborn-Buchheim an die Residenzgalerie Salzburg.

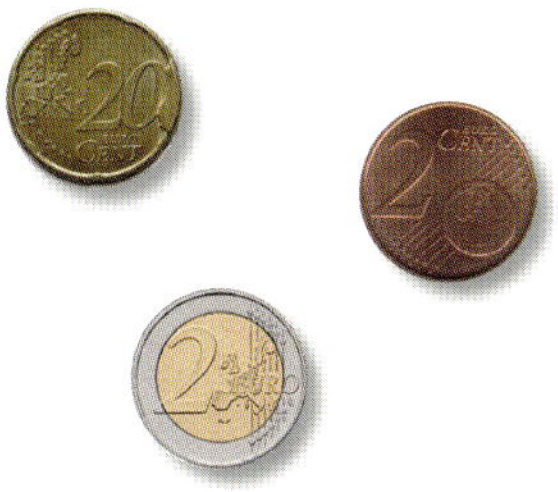

Kennt man die Größe eines Gegenstandes, hilft das bei der Einschätzung von Tiefe bzw. Entfernung: Bei gleicher Abbildungsgröße auf der Netzhaut erscheint das bekannt kleinere Objekt (das 2-Cent-Stück) näher zu sein, als die beiden größeren Objekte.

WISSEN

Lineare und malerische Darstellungen

Form und Stil einer bildlichen Darstellung unterliegen bestimmten Kriterien und weisen ganz bestimmte Merkmale auf. Dabei tritt die inhaltliche Bedeutung des Bildes in den Hintergrund. Einer der bedeutendsten Kunstwissenschaftler des frühen 20. Jahrhunderts, Heinrich Wölfflin (1864–1945), beurteilt ein Bild auf sogenannte Formkriterien hin und nimmt dabei eine Unterteilung in verschiedene Kategorien vor. Einige dieser Formkriterien sollte man kennen. Sie können im Rahmen der bildlichen Gestaltung für hochaltrige und demente Menschen bei der Entscheidungsfindung hinsichtlich der Art einer bildlichen Darstellung von Nutzen sein.

Der lineare Stil ist eine Darstellungsform, die so angelegt ist, dass das Auge das Bild »ertasten« kann. Hauptmerkmale des linearen Stils sind die gleichmäßigen und klaren Unrisse eines Körpers bzw. eines Objektes und damit eine bewußte Führung der Linien. Diese eindeutige und klare Begrenzung vermittelt dem Betrachter das Gefühl, er könnte die Form mit den Fingern abtasten. Das Abtasten der gleichmäßigen Linien mit den Augen ist ähnlich wie die Hand, die tastend einen Körper oder ein Objekt erkundet.

Darstellung und Sache eines linear angelegten Bildes sind identisch, Details sind deutlich und oft bis ins kleinste ausgearbeitet. Wenn beipielsweise eine Bücherwand dargestellt ist, dann wird man Buch für Buch ausgearbeitet sehen, jedes davon gleichmäßig und fest umrandet. In Wirlichkeit wird das menschliche Auge eine Bücherwand aber niemals so gleichmäßig konturiert wahrnehmen.

Auch bei der Darstellung von Licht und Schatten wird man meistens zusammenhängende und gleichmäßig durchlaufende Konturlinien sehen. Schatten werden zwar auch als Linienmasse, dafür aber mit betonten Rändern gezeichnet. Außerdem werden die Schattenlinien so modelliert, dass sie zeichnerisch der (Schatten-) Form des Bildgegenstandes folgen.

Betrachtet man ein linear angelegtes Bild aus der Nähe, wird man dasselbe Bild sehen, wie wenn man es aus der Distanz ansieht.

Lineare Darstellungen sind Tastbilder für das Auge, egal ob es sich um eine Zeichnung oder um ein Gemälde handelt: Modellierte Schatten folgen der Form der Hand (A), die Konturlinien sind deutlich hervorgehoben (B) und haarklein ausgearbeitete Details (C) tragen dazu bei, dass ein Bild aus der Nähe betrachtet genauso erscheint, wie wenn man es aus Distanz ansieht.

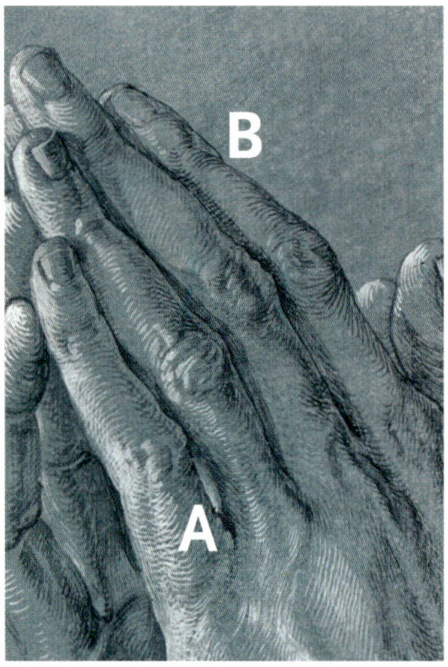

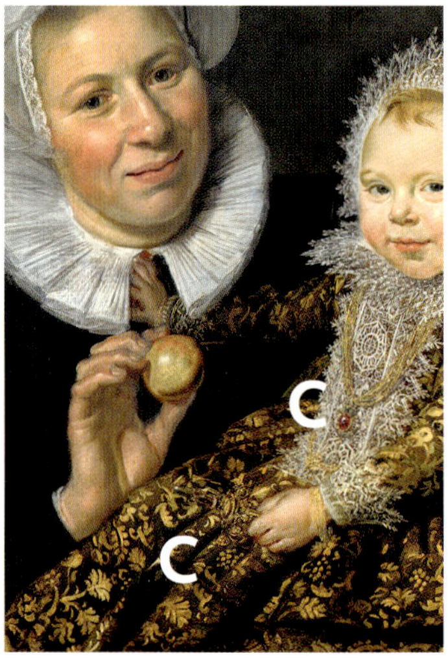

Abb. links Albrecht Dürer, Ausschnitt aus *Studie zu »Betende Hände«*, 1508. Weiß gehöht, auf blauem Papier, 29,0 × 19,7 cm. Wien, Graphische Sammlung Albertina.

Abb. rechts Frans Hals, Ausschnitt aus *Catharina Hooft mit ihrer Amme*. Um 1619. Öl auf Leinwand, 86,0 × 65,0 cm.

Beim malerischen Stil liegt der Schwerpunkt der Wahrnehmung auf dem Gesamteindruck des Bildes. Die reale Form ist nur ansatzweise wiedergegeben, und statt fortlaufender Umrisslinien sieht man eher lauter Flecken nebeneinander stehen. Es ist für das Auge eine Art »Sehen in Massen« und findet da statt, »wo sich die Aufmerksamkeit von den Rändern zurückzieht, wo der Umriss dem Auge als Blickbahn mehr oder weniger gleichgültig geworden ist und die Dinge als Fleckenerscheinungen das Primäre des Eindrucks sind. Es ist dabei gleichgültig, ob solche Fleckenerscheinungen als Farbe sprechen oder nur als Helligkeiten und Dunkelheiten« (Wölfflin, 2004, S. 33).

Bei einer malerischen Darstellung sieht man Linien entweder nur als Einzelfragmente, oder aber sie versuchen gemeinsam als Masse ohne betonte Ränder zu erscheinen. Dabei folgen die Linien jedoch nicht einer (gewölbten) Form, sondern sind eine oft völlig flache Anordnung gerader Striche. Im Zusammenhang wirken sie aber dennoch als ein Ganzes, als ein Gebilde, das der Form an sich folgt.

Die Oberflächen der Körper sind herausgearbeitet, haben aber keine konturierende Grenzen. Das Licht bewegt sich als Masse über das Ganze hinweg, Details werden nur als Schimmer, als verschwommene Andeutungen dargestellt. Als Betrachter ist man aber überzeugt davon, dass alle Details vorhanden sind, da das Auge alles zusammenfügt.

Malerische Bilder haben oft einen eher schwebenden Charakter, man kann sie nur aus der Ferne »richtig« sehen.

In der bildnerischen Gestaltung für ältere und hochaltrige Menschen, die oft unter Eintrübung der Linse oder Blendempfindlichkeit leiden, ist eine lineare Darstellung insbesondere dann vorzuziehen, wenn tatsächlich Information vermittelt werden soll. Auch bei der Makuladegeneration, bei der ein Patient oft nur noch schemenhaft Umrisse und Kontraste wahrnehmen kann (→ Seite 78), ist die malerische Darstellung eines Bildes nicht vorteilhaft. Zudem weiß man, dass bei dementen Patienten bereits im Stadium der leichten Demenz die Fähigkeit verloren geht, komplizierte Muster und Formen zu erkennen. Eine klare Linie erleichtert den Zugang zu einer bildhaften Darstellung, weil das Auge die Umrisse abtasten kann.

Eine malerisches Bild kann auch eine Zeichnung sein. Formen lösen sich auf und haben keine klare Begrenzung (D), die Oberflächen der Körper sind herausgearbeitet (E), Lichter verteilen sich über das ganze Bild, und Formen erscheinen aus Flecken zusammengesetzt (F).

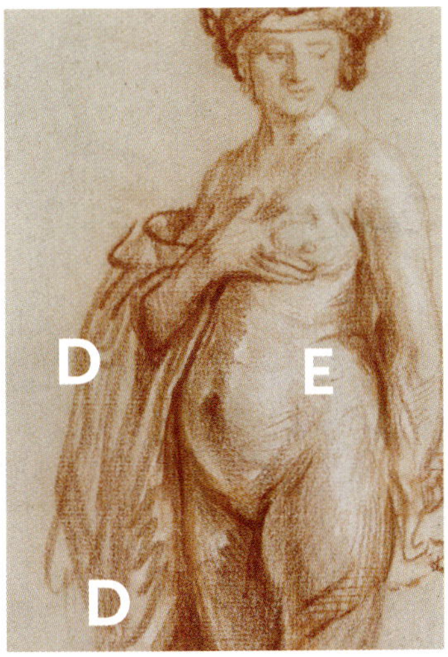

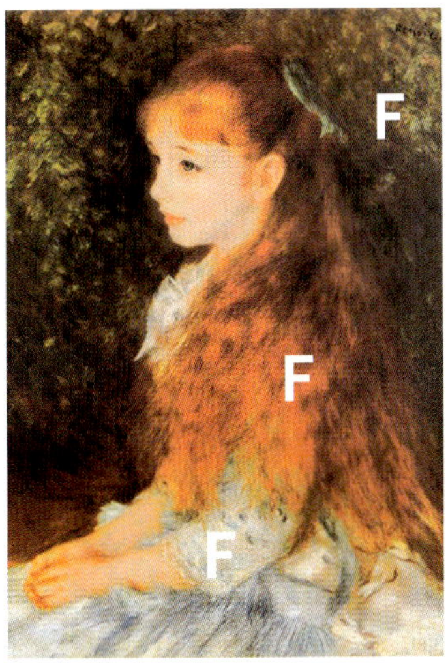

Abb. links Rembrandt, Ausschnitt aus *Kleopatra (Aktstudie)*, 1637. Kreidezeichnung, 22,9 × 13,3 cm, J. Paul Getty Museum, Malibu.

Abb. rechts August Renoir, *Mademoiselle Irène Cahen d'Anvers*. Ausschnitt. Öl auf Leinwand, 64,0 × 54,0 cm. Stiftung Sammlung E.G. Bührle, Zürich.

WISSEN
Fläche und Tiefe

Räumliche Tiefe ist ein weiteres Ausdrucksmittel der bildnerischen Gestaltung. Will man räumliche Tiefe schaffen, muss man den Blick des Betrachters in den Bildraum hineinziehen. Eine Möglichkeit dieser »Tiefensimulation« ist zum Beispiel, Formen und Figuren hintereinander zu platzieren, anstatt sie von rechts nach links anzuordnen. Kontrastierende Größenverhältnisse und Figuren, die diagonal ins Bild gestellt sind, tragen als monokulare Tiefenkriterien (→ Seite 63) ebenfalls zum Eindruck von Räumlichkeit und Tiefe bei. Verbindet man das »vordere Große« mit dem »hinteren Kleinen«, dann entsteht eine Art Bewegung, die ebenfalls eine lebhafte Tiefenwirkung hervorruft.

Eine entsprechende Lichtführung, perspektivische Darstellungen sowie Wege, die ins Bild hinein führen, sind weitere Möglichkeiten, die Verhältnisse von Vorne und Hinten zu betonen und damit eine räumliche Tiefe zu erzeugen.

Im Gegensatz dazu erzielt man eine ausgesprochen flächig wirkende Darstellung durch einen schichtartigen Aufbau des Bildes. Durch Streifen, die parallel zum Bildrand verlaufen, Figuren, die sich alle in einer Ebene befinden und sich vom linken bis zum rechten Bildrand erstrecken, wird ebenfalls die flächige Darstellung betont. Verstärken kann man einen flächenhaften Eindruck noch, indem man Vorder-, Mittel- und Hintergrund parallel anordnet (siehe Abbildung unten).

Mit zunehmendem Alter sind Entfernungen und Ausdehnungen dreidimensionaler Gegenstände immer schwerer und ungenauer einzuschätzen Die Welt wird für das alternde Auge immer flacher. Bei Störungen in bestimmten Hirnarealen kann die Wahrnehmung räumlicher Tiefen zu einem alltagsrelevanten Problem werden: Flecken auf dem Fußboden werden als Vertiefungen wahrgenommen. Oder die Teppichleiste an der Wand, die für einen sauberen Abschluss sorgt, wird nicht als senkrecht stehend, sondern als Fortführung des Teppichs erkannt.

Auch eine Illustration mit zeichnerisch angelegten Tiefenmerkmalen wird unter Umständen ganz anders interpretiert. Deshalb muss bei der visuellen Gestaltung gut überlegt werden, inwieweit man räumliche Tiefe darstellt, oder ob man besser darauf verzichtet.

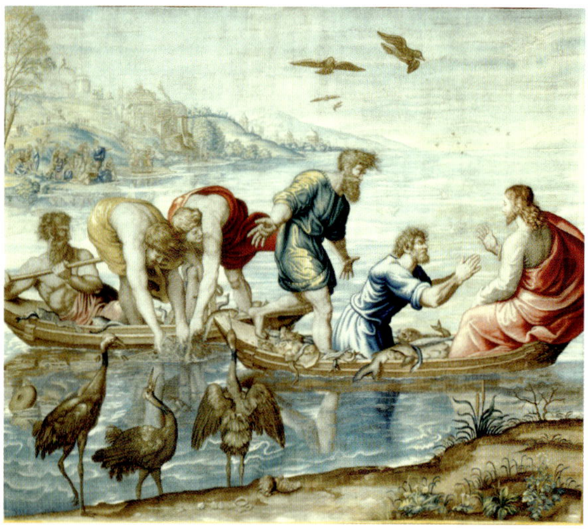

Eine flächige Darstellung erkennt man am Aufbau des Bildes: Durch horizontal hintereinander angelegte Schichten erhält man eine parallele Ordnung von Vorder-, Mittel- und Hintergrund. Außerdem befinden sich die Hauptfiguren alle in einer Ebene.

Ausschnitt aus dem Bildteppich nach Raffael, *Der wunderbare Fischzug*. Staatliche Kunstsammlungen Dresden.

WISSEN

Klarheit der Formen

Mit den Formkriterien »Klarheit und Unklarheit«, die Wölfflin in seiner Publikation beschreibt, ist der Grad der Deutlichkeit gemeint, mit der eine Form dargestellt ist. Ein Bild wird dann als unklar empfunden, wenn sich die Darstellung nur auf ein paar Akzente beschränkt: Figuren und Gegenstände, die in der Dunkelheit verschwinden oder eine Silhouette, die gerade noch soviel Form enthält, dass sie dem Auge die nötigen Anhaltspunkte vermittelt. Gute Beispiele für unklare Formen finden sich in den Bildern des Impressionismus, deren Reiz gerade von den unbestimmt erscheinenden Dingen ausgeht, sowie von Formen und Bewegungen, die man eher ahnt, als dass sie deutlich dargestellt sind.

Auch in einem klaren Bild müssen die Formen nicht immer in allen Einzelheiten detailliert dargestellt sein. Es ist nicht entscheidend, ob in einer linearen Darstellung ein einzelnes Blatt am Baum sichtbar ist oder nicht. Vielmehr kommt es darauf an, dass die Form, mit der man das Blattwerk erfasst, eine typische, deutlich klare und gleichmäßige ist. Kennzeichnend für ein »klares Bild« sind demnach ausgeprägte und deutliche Formen. Das Licht wabert nicht über das gesamte Bild hinweg, sondern deckt sich meistens mit dem Gegenstand und dient einer sachlichen Modellierung der Form an sich.

Typisch sind auch die Darstellungen von Objekten und Personen in Frontal- und Profilansicht, sowie eine Klarheit in der Farbgebung: Oft ist die Farbe eng an das Objekt gebunden – man spricht dann von Lokalfarbe – manchmal wird sie aber auch (aus kompositorischen Gründen) über das ganze Bild verteilt.[25]

25 Diese »Klarheit im Bild« findet man auch in Zeichnungen und Malereien mancher Demenzkranker. Es werden keine »Farbpointen« mehr gesetzt, jeder Gegenstand erhält seine Lokalfarbe; nichts ist besonders herausgehoben, es gibt keinen bewusst gesetzten Fokus im Bild, alles scheint den gleichen sachlichen Wert zu haben. Die Figuren und Gegenstände werden oft in Frontalperspektive dargestellt, sind auf typische Merkmale reduziert und einfach erfasst (siehe Abbildung unten).

Zwei Bilder, dasselbe Motiv, **gemalt von einem Alzheimer-Patienten** im Abstand von sieben Jahren. Während das erste Bild noch malerisch, differenziert und perspektivisch angelegt ist, sieht man im rechten Bild, was mit »Klarheit im Bild« gemeint ist: Die typische Form der Mühle ist erfasst, in einer einfachen Frontalperspektive dargestellt und farblich nicht modelliert. Das Wasser ist blau, das Gebäude gelb, und die Dächer sind rot.

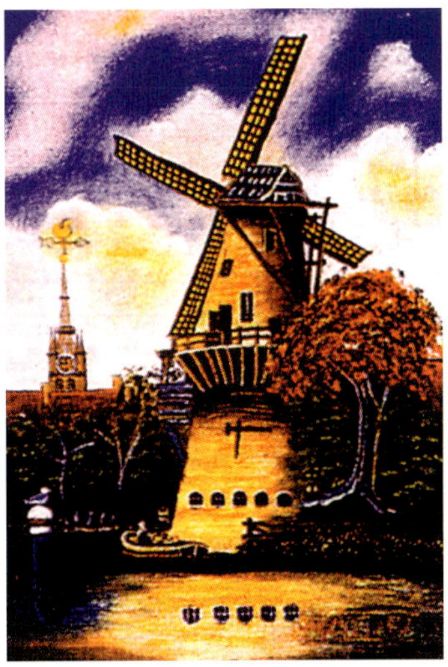

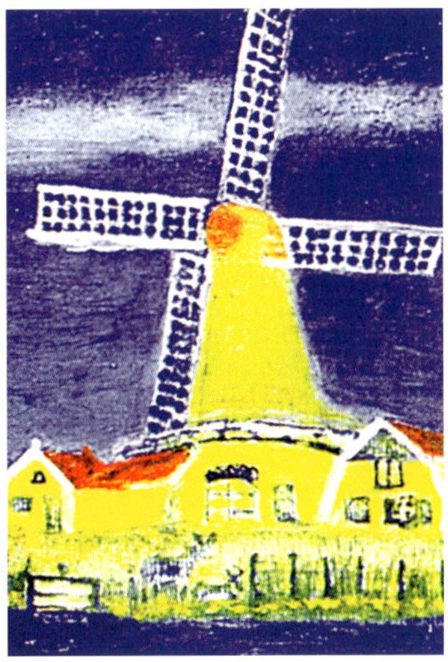

LÖSUNGSANSÄTZE

Möglichkeiten der zeichnerischen Darstellung (I)

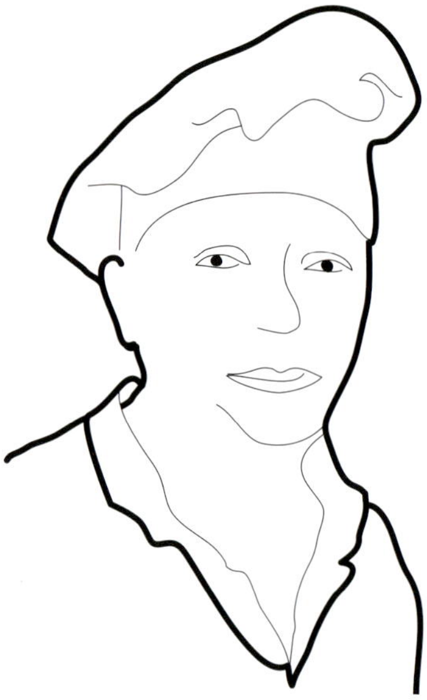

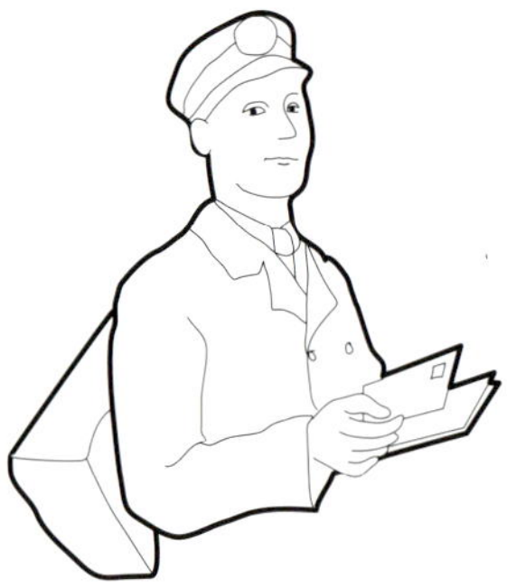

Bei vielen alten Menschen hat sich das Sehvermögen verschlechtert. Manchmal werden sogar nur noch schemenhaft Umrisse und Kontraste wahrgenommen (→ Seite 76 ff.). Deshalb ist eine lineare Darstellung für die ältere Zielgruppe insbesondere dann vorzuziehen, wenn wichtige Informationen erkannt werden müssen. **Klare und deutliche Linien** erleichtern den Zugang zu einer bildhaften Darstellung. Je fester und dicker die Konturlinien dabei sind, desto besser werden die Zeichnungen vom Auge »ertastet«.

In der bildlichen Gestaltung für Demenzkranke sollte man sich vor allem für das Wesentliche entscheiden. Ob Umrisslinie oder Silhouette, ist dabei nicht ausschlaggebend, viel wichtiger sind **klare Formen, eine einfache Frontalperspektive** oder auch eine Seitenansicht.

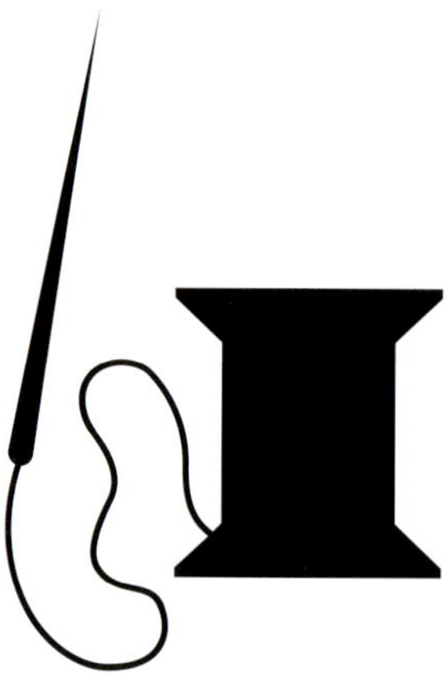

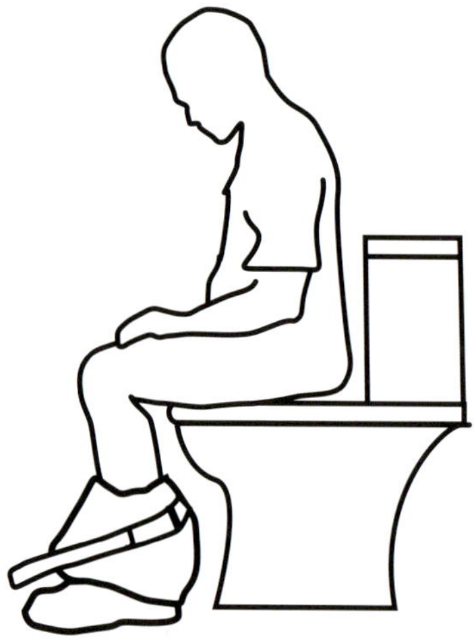

Überflüssige Striche oder **Schnörkel lenken vom Wesentlichen ab.** Zuviele Striche nebeneinander, Kreise übereinandergelagert oder andere ineinander verschränkte Formen werden als »Wirrwarr« aufgenommen.

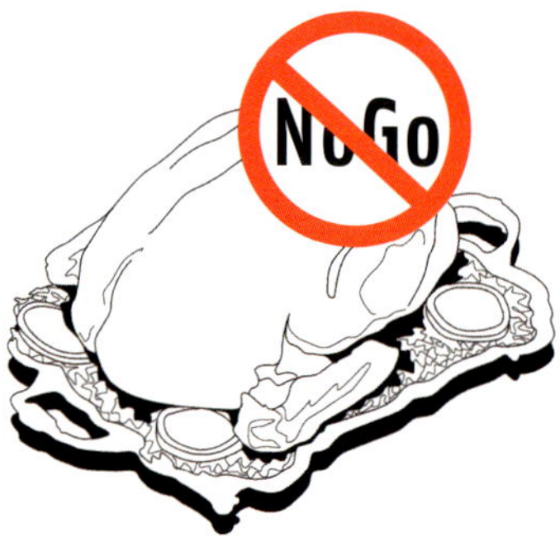

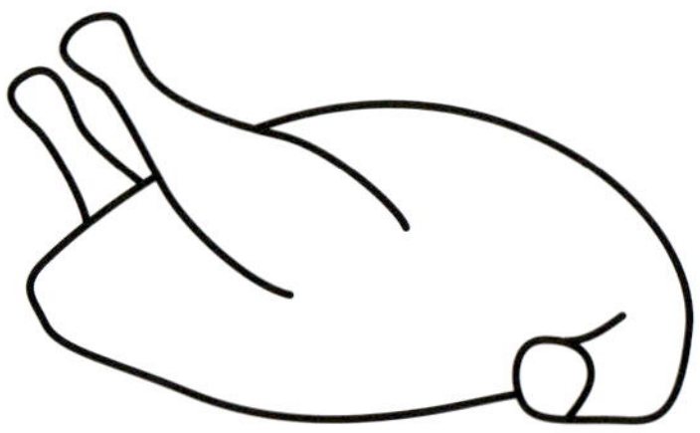

Bei der zeichnerischen Darstellung von Gesichtern muss Folgendes bedacht werden: Die Identifizierung individueller Gesichter stellt hohe Anforderungen an die Zusammensetzung von visuellen Einzelheiten zu einem Gesamtbild. Viele Demente sind im fortgeschrittenen Stadium nicht mehr in der Lage, ein Gesicht zu erkennen(→ Seite 35). Ursache sind u.a. die Veränderungen im Temporallappen (→ Seite 53). Deshalb kann das Erkennen eines weiblichen oder männlichen Gesichtes auf einer Spielkarte, auf einem Schild oder in einem Buch tatsächlich Probleme bereiten.

Will man erreichen, dass jemand »Männlich- oder Weiblichkeit« erkennt, muss man andere, zusätzliche äußere Erkennungszeichen hinzufügen. Das können Gegenstände sein wie beispielsweise ein Hut, eine Krawatte, eine Haarschleife, Lockenwickler, ein Dutt, Zöpfe, Kopftuch, Schnurrbart, Ohrringe, usw.

Anhand dieser äußeren Merkmale kann besser unterschieden werden, ob es sich um eine Frau, um einen Mann oder gar um eine bestimmte Person handelt.

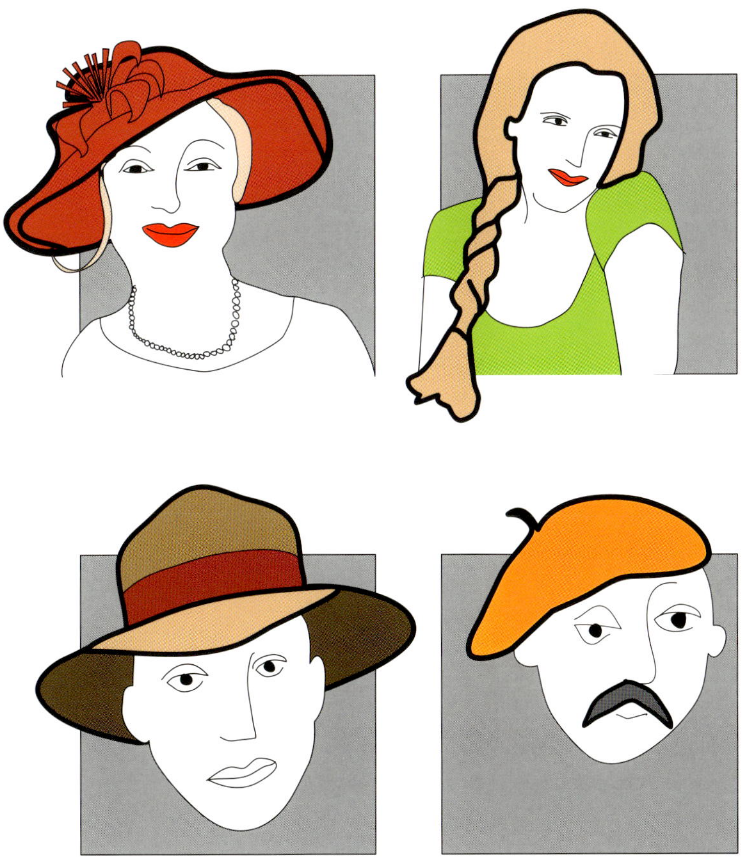

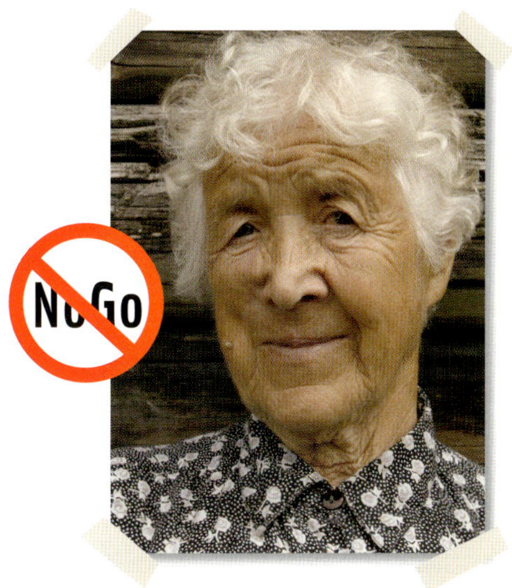

Portätfotos dementer Bewohner an die Zimmertüren zu kleben wird als Orientierungshilfe meist nicht funktionieren.

LÖSUNGSANSÄTZE

Möglichkeiten der zeichnerischen Darstellung (II)

Figuren oder Gegenstände sollte man **nicht mit einem Schatten unterlegen.** Bei räumlich veränderter Wahrnehmung sind diese Darstellungen schlechter zu erkennen und werden möglicherweise nicht als »Figur mit Schatten« gesehen. Erkannt wird unter Umständen ein flaches Gebilde mit einem unregelmäßigen schwarzen Rand.

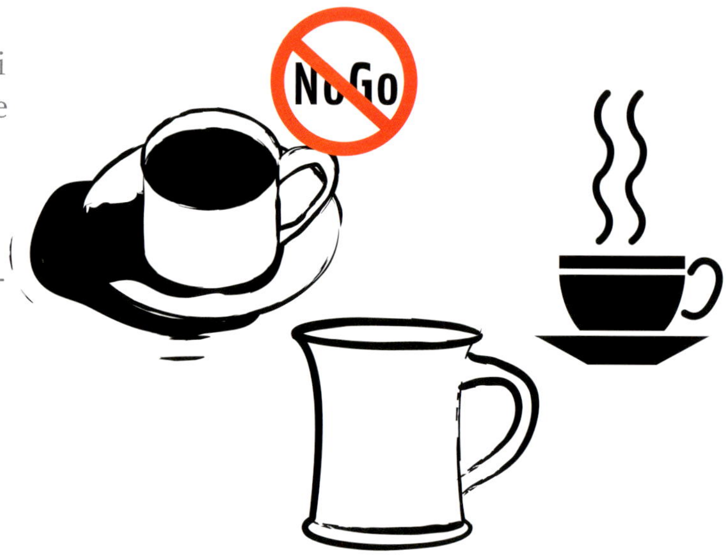

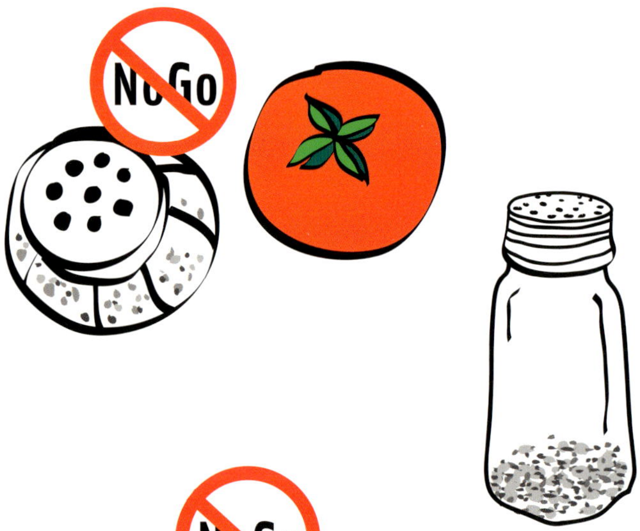

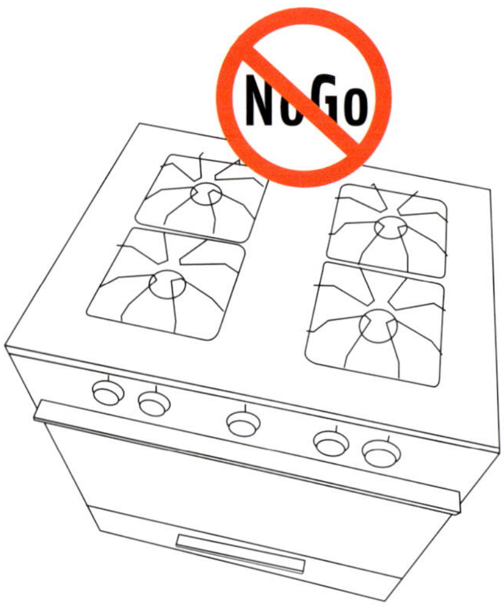

Zeichnerisch muss man **den »richtigen« Blickwinkel** finden. Patienten mit Störungen in einem bestimmten Teil des Gehirns (→ Seite 53) sind oft nicht mehr in der Lage, einen Gegenstand aus der Sicht einer anderen Person zu verarbeiten. Auch die Vogel- oder Froschperspektive ist – so interessant sie auch manchmal sein mag – für Menschen mit einer Demenzerkrankung nicht geeignet. Genauso wenig sinnvoll ist für diese Zielgruppe eine räumlich-perspektivische Zeichnung. Eine mögliche Darstellung ist zum Beispiel, »Teller-Messer-Gabel« aus der Perspektive des vor dem Tisch Sitzenden zu zeichnen. Oder man versieht die Bügelecke mit einem Schild, auf dem das Bügeleisen vom Betrachter aus »in die Hand genommen« werden kann.

Eine farblich akzentuierte Betonung unterstützt die Selektion bei der Aufnahme der Information (→ Seite 41). Im Grunde muss vom Gestalter die sehr deutliche Auswahl dessen getroffen werden, was der demente Empfänger aufnehmen soll. Wenn man mit Farbe fokussiert, sollte diese an den Gegenstand gebunden sein. (Bei fotografischen Darstellungen muss das, was gezeigt werden soll, entsprechend scharf und kontrastreich abgebildet sein. Möglicherweise müssen Fotos auch nachbearbeitet werden.) Bedenke: Zu viele verschiedene Farben verhindern die Eindeutigkeit!

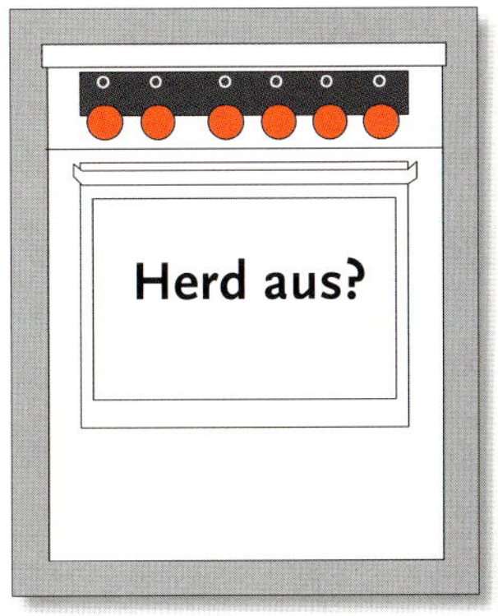

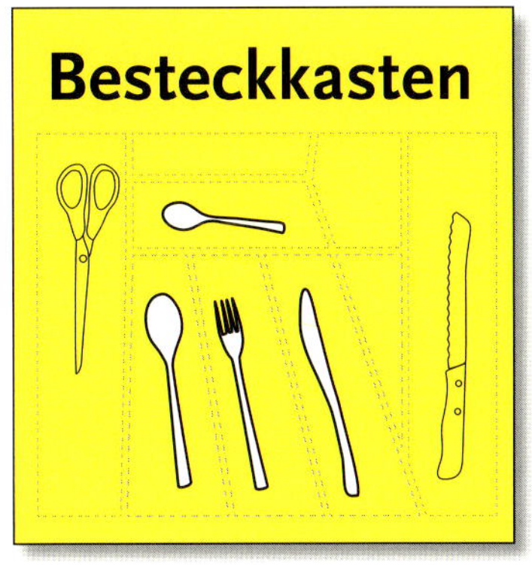

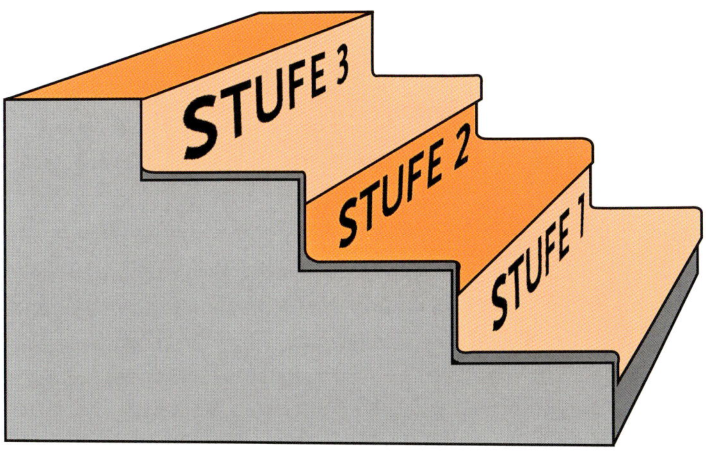

Da alte und demente Menschen häufig und oft auch mit bösen Folgen stürzen, haben sich bereits viele Einrichtungen um Lösungen für Boden- und Treppenmarkierungen bemüht. Hier müssen Gestalter, Innenarchitekten und Pflegende gemeinsam nach weiteren Möglichkeiten suchen. Die Illustration oben ist demnach auch als ein Vorschlag zu verstehen.

In der dementenoptimierten Gestaltung sollte man generell auf Darstellung von Tiefe verzichten. Eine Illustration mit zeichnerisch angelegten Tiefenmerkmalen wird von Demenzpatienten u. U. ganz anders interpretiert. Die Plastizität des dargestellten Gegenstandes und seine Räumlichkeit im Bild wird als solches nicht mehr erfasst.
Auch bei der Gestaltung von Treppenhäusern muss auf eine kontrastierende Unterscheidung der »Stufenflächen« geachtet werden. Es gibt Patienten, die beim Benutzen von Treppen und Absätzen immer wieder stolpern. Das kann dadurch bedingt sein, dass die Treppenstufen nur als zweidimensionales Muster wahrgenommen werden.

SPEZIAL

KÜNSTLER UND DEMENZ

Es gibt nur wenige an Demenz erkrankte Menschen, von denen bekannt ist, dass sie in ihrem Leben vor der Diagnosestellung einen künstlerisch-kreativen Beruf ausübten. Einer von ihnen, Carolus Horn (1921–1992), war in den 1950er-Jahren ein erfolgreicher Werbegrafiker und exellenter Zeichner. Bis in die 80er Jahre gestaltete er als Designer viele bekannte Werbekampagnen für renommierte Wirtschaftsunternehmen. Er entwarf Anzeigenlayouts für Coca-Cola, entwickelte Slogans für die Unternehmen Dunlop, Esso (»Es gibt viel zu tun. Packen wir's an.«), die Deutsche Bundesbahn (»Alle reden vom Wetter. Wir nicht.«) und zeichnete für die Firma Opel (»Nur fliegen ist schöner.«). Privat hatte er eine Vorliebe für Landschaftsdarstellungen und Städteansichten.

Die Alzheimer-Krankheit trat bei Carolus Horn in seinen letzten Berufsjahren auf, etwa Anfang der 80er-Jahre. Innerhalb von zehn Jahren durchlief er alle Stadien der Erkrankung, bis er im Alter von 72 Jahren starb.

Unter seinen privaten Bildern, die der Rubrik Freizeitkunst zuzuordnen sind, befinden sich Darstellungen der Rialto-Brücke in Venedig, die sich im Laufe der Jahre sehr veränderten: Vor seiner Alzheimer-Erkrankung zeichneten sich seine Bilder durch eine differenzierte, malerische, dynamische und lebendige Darstellung der Rialto-Brücke aus. Jahre später findet man beim gleichen Thema eine flache, konturbetonte und erstarrte Darstellung.[26]

26 In der letzten Darstellung der Rialtobrücke (Abb. rechts) von Carolus Horn gibt es bei den Personen keine Plastizität mehr; statt eines malerischen Gesamteindruckes dominiert hier eine flache Ansicht. Die Figuren sind einzeln auf einer Diagonalen angeordnet. Verschiedene Größenverhältnisse, die eine Tiefe vermittelt hätten, sind gerade noch bei den Booten und Personen erkennbar und könnten auch auf dem Abmalen der Vorlage beruhen.

Die Farbigkeit des Bildes ist auf fünf Farben reduziert. Somit ist weder eine tiefenwirksame farbliche Abstufung möglich, noch wird mit Licht und Schatten gearbeitet. Hier werden auch keine Farbpointen gesetzt, sondern jedes Ding erhält seine Lokalfarbe; nichts ist besonders herausgehoben, es gibt keinen bewusst gesetzten Fokus im Bild, alles scheint den gleichen sachlichen Wert zu haben.

Auffällig sind die flächigen, ornamenthaften Wiederholungen, eine naive Darstellung der alterslos wirkenden Personen und eine geometrische Linearität.

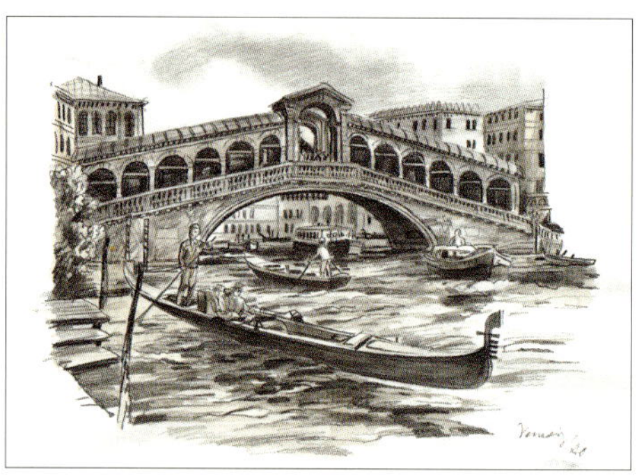

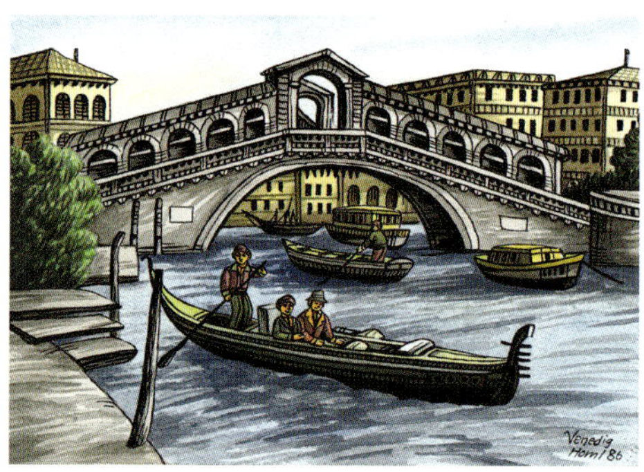

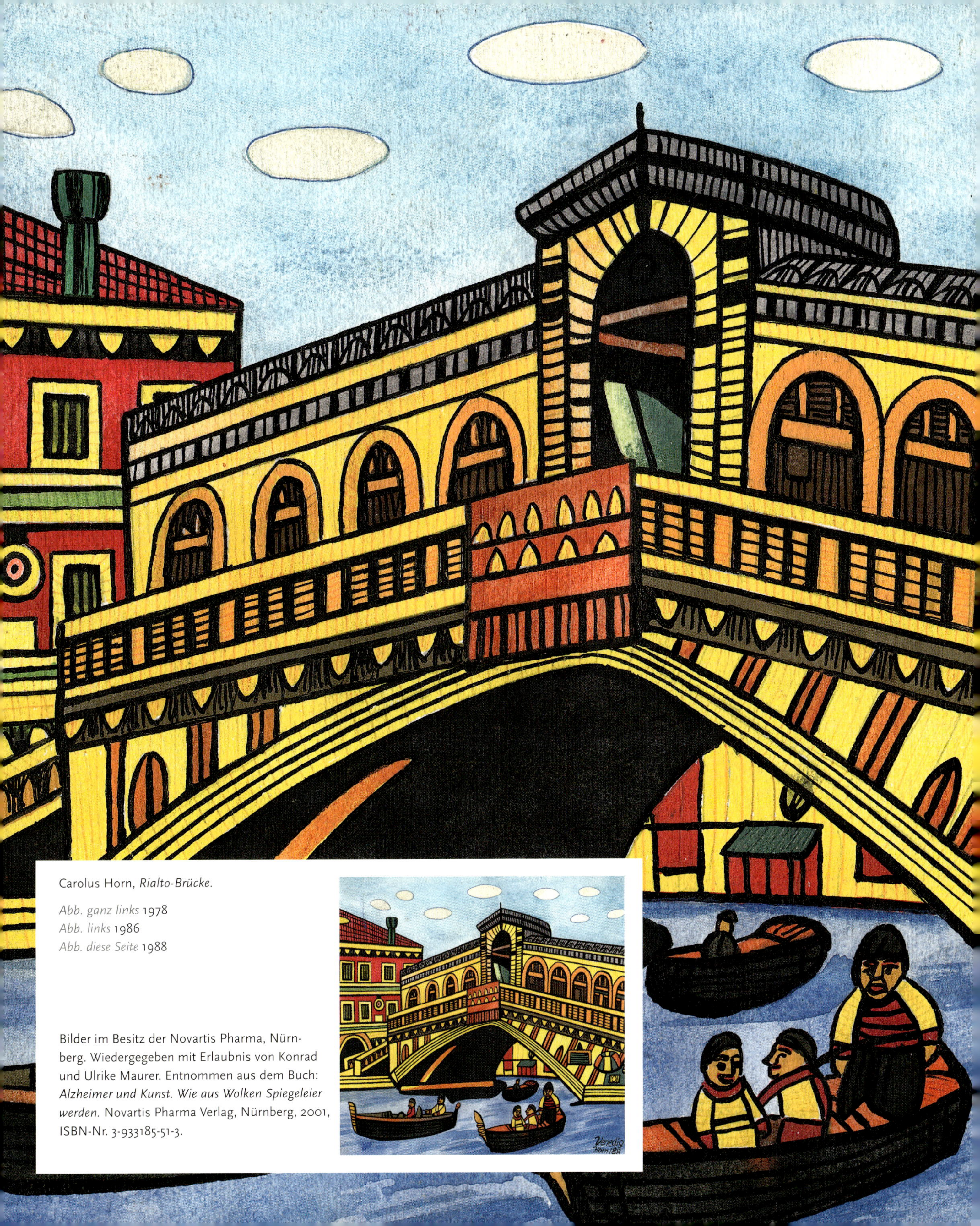

Carolus Horn, *Rialto-Brücke.*

Abb. ganz links 1978
Abb. links 1986
Abb. diese Seite 1988

Bilder im Besitz der Novartis Pharma, Nürnberg. Wiedergegeben mit Erlaubnis von Konrad und Ulrike Maurer. Entnommen aus dem Buch: *Alzheimer und Kunst. Wie aus Wolken Spiegeleier werden.* Novartis Pharma Verlag, Nürnberg, 2001, ISBN-Nr. 3-933185-51-3.

SCHRIFT

als Informationsträger soll auch Menschen erreichen, die unter der ganz normalen Alterssichtigkeit leiden. Doch durch die altersbedingt auftretenden Veränderungen sind viele Ältere in ihrem Sehvermögen stark eingeschränkt. Hinzu kommen oft noch schlechte Lichtverhältnisse, die die Problematik verschlimmern. Man wird diesen Lesern nicht gerecht, indem man lediglich die Schriftgröße um ein paar Punkt erhöht. Bei der Gestaltung eines Textes muss darauf geachtet werden, dass ausreichend visuelle Informationen vorhanden sind, damit das Wortbild an sich erkannt wird. Dazu bedarf es verschiedener Faktoren.

In diesem vorletzten Kapitel geht es vorwiegend darum, welche Möglichkeiten es außer der Schriftgröße noch gibt, damit eine Textinformation optimal für ältere und demente Leser gestaltet werden kann.

BARRIERE

Alterssichtigkeit

Das nachlassende Sehvermögen im Alter wird Altersichtigkeit genannt und ist ein ganz normaler physiologischer Vorgang, der jeden Menschen trifft. Hierbei lässt die Elastizität der Linse nach, das heißt sie wird härter, starrer und kann ihrer Funktion, sich durch Wölbung dem Nah- und Fernsehen anzupassen, nicht mehr nachkommen. Außerdem wird die Muskulatur, die die Linse in ihrer Form verändert, schwächer. Dadurch verschiebt sich die Entfernung, bei der ein Objekt noch scharf gesehen werden kann, immer weiter vom Auge weg.

Bis zu einem Alter von etwa 45 Jahren bereitet diese nachlassende Anpassungsfähigkeit des Auges an die verschiedenen Entfernungen kaum Schwierigkeiten. Danach jedoch verschlechtert sich die Fähigkeit zur Naheinstellung oft so rapide, dass das Problem mit einer Lesebrille behoben werden muss.

Die Lesebrille funktioniert wie eine Sammellinse, die das einfallende Licht bündelt und den Brennpunkt in der Netzhautmitte abgebildet (siehe Abbildung unten). Dadurch kann eine volle Sehschärfe erreicht werden. Doch nicht immer geht es um das Lesen eines Buches, wo der Griff zur Lesebrille beinahe automatisch passiert.

Beim Blickwechsel zwischen einem räumlich entfernten und einem räumlich näher gelegenen Geschehen macht sich die fehlende Elastizität der Linse ebenfalls bemerkbar: So muss man beispielsweise beim Autofahren nicht nur die Straße beobachten, sondern ebenso auf das Armaturenbrett sehen. Auch das bereitet mit zunehmendem Alter immer mehr Probleme, denn abgesehen von der nachlassenden Akkomodationsfähigkeit der Linse nimmt auch die Geschwindigkeit zur Anpassung oder Fokusveränderung ab. Die Folge ist, dass Objekte, die sich schnell nähern oder entfernen, nicht gut oder unscharf wahrgenommen werden.

Um bei der Alterssichtigkeit etwas scharf sehen zu können, muss entweder die Entfernung vergrößert oder eine Linse bzw. eine Lesebrille vor das Auge gehalten werden. Die Brille hat dabei die Funktion, die Wölbung der starren Linse zu übernehmen (Abbildung oben). Ohne Linse würde sich der Brennpunkt nach hinten verschieben und das Bild wäre unscharf (Abbildung unten).

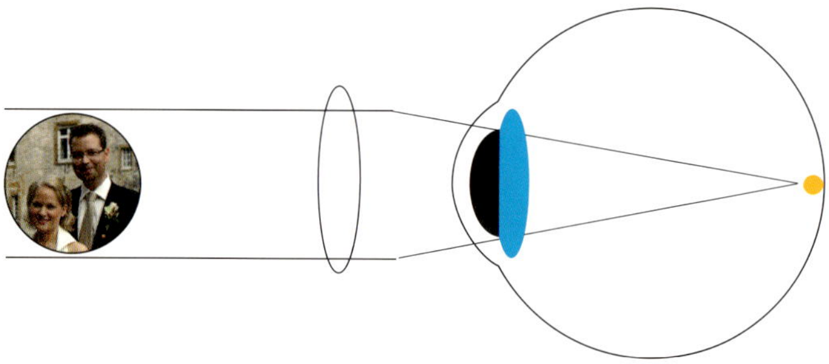

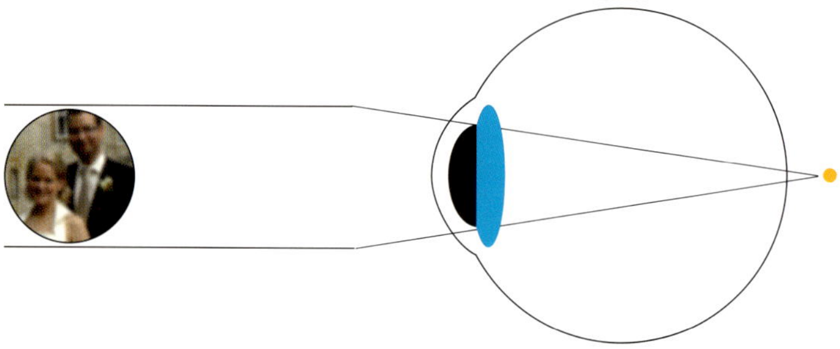

Ein Kind erkennt in allen Einzelheiten, was man ihm 6 cm »vor die Nase« hält. **Der Nahpunkt** (der nächstmöglich gelegene Punkt vor dem Auge, bei dem man noch scharf sehen kann) liegt im Alter von 30 Jahren bei etwa 14 cm. Mit 40 Jahren muss man das Buch bereits etwa 22 cm entfernt halten, und bei einem 60-Jährigen geht es oft über eine Armlänge hinaus, nämlich auf etwa 100 cm. Deshalb benötigen viele Menschen bereits ab Mitte Vierzig eine Lesebrille.

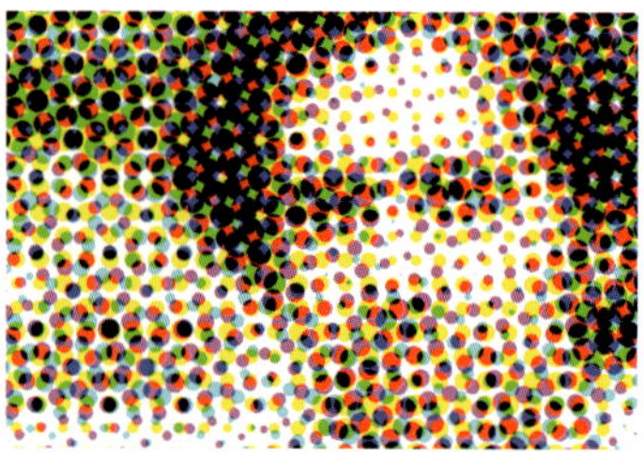

Ein grob gerastertes Bild ist undeutlich und scheint irgendwie »verschwommen«. Hält man die Seite jetzt weiter weg und kneift die Augen zusammen, wird das abgebildete Gesicht immer deutlicher. **So ungefähr ergeht es den Mitvierzigern …**

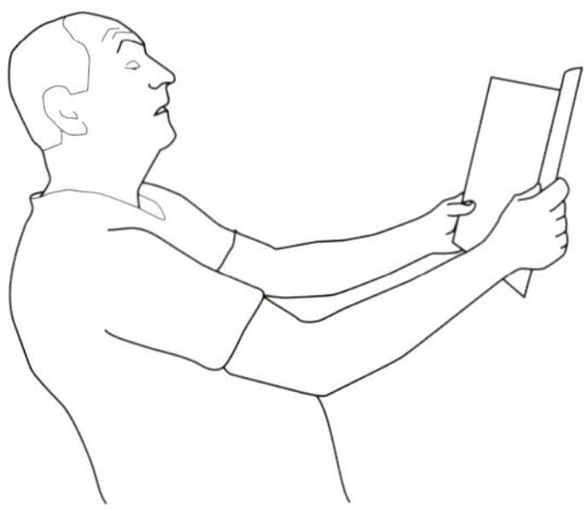

BARRIERE

Katarakt

Die Eintrübung der Linse ist eine andere häufige, altersbedingte Veränderung. Man spricht auch von einer Katarakt oder dem grauen Star. »Bei 75% aller Menschen über 65 Jahren und bei 95% aller Menschen über 85 Jahren entwickelt sich aus noch unbekannten Gründen eine Katarakt.« (Goldstein, 2002, S. 653) Die häufigste Ursache ist eine Ablagerung von Stoffwechselprodukten auf der Linse, die nicht mehr abtransportiert werden können.

Die Symptome einer Katarakt werden meistens beschrieben als eine zunehmende Eintrübung der Linse, die Sehstörungen und Blendungserscheinungen verursacht. Dabei sieht man bei Dämmerung oft besser als im Hellen, denn durch eine starke Lichteinstrahlung bricht und zerstreut sich das Licht in der trüben Linse und erzeugt so eine unangenehme Blendung.

Meist fühlen sich die Patienten erst in einem späten Stadium der Erkrankung beeinträchtigt, da es sich um einen langsam verlaufenden Prozess handelt. Die Umwelt wird kontrastärmer und farbloser wahrgenommen als in gesundem Zustand. Die Bilder werden zunehmend matter, verschleierter und milchig-trübe wahrgenommen. Manchmal entstehen am betroffenen Auge auch Doppelbilder, oder die Bilder wirken insgesamt verzerrt.

Durch die Katarakt verschleiert sich der Blick, als ob man **durch Milchglas** schaut. Deshalb wird die Umwelt ohne entsprechende Korrekturbrille verschwommen und unscharf wahrgenommen. Man kann aber nicht davon ausgehen, das alte und besonders demente Menschen ihre Brille immer dabei haben!

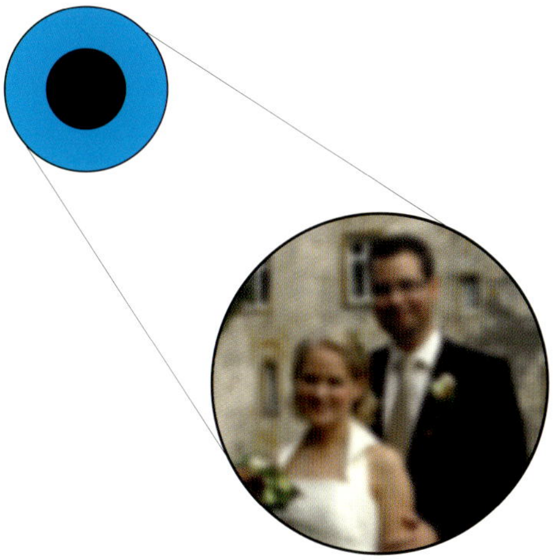

Die trübe Folie simuliert die Katarakt. Versuchen Sie, bei unterschiedlichen Lichtverhältnissen durch diese Folie zu lesen und Details von Gegenständen zu erkennen.

Auch schriftliche Informationen und Warnhinweise werden **verschwommen und unscharf** gesehen.

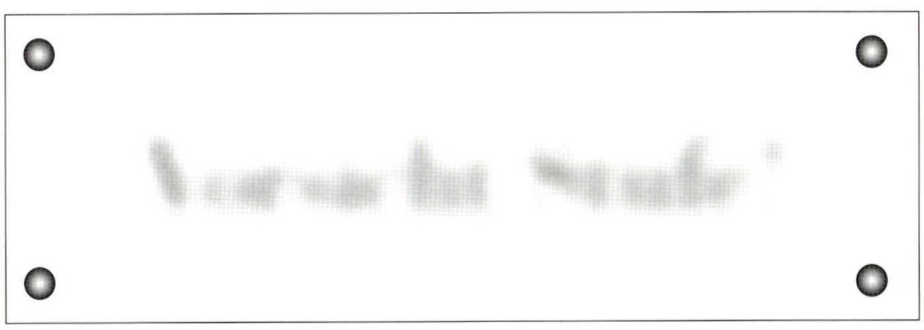

BARRIERE

Makuladegeneration

Um das 80. Lebensjahr ist jeder Dritte von der sogenannten Makuladegeneration betroffen. Unter einer altersbedingten Makuladegeneration versteht man eine Erkrankung der Netzhaut. Betroffen ist genau die Stelle in der Netzhaut, an der sich der gelbe Fleck (*Macula lutea*) befindet, der Ort des schärfsten Sehens. Hier liegen außerdem auch die so genannten Zapfenrezeptoren für das Farbensehen.

Durch die Erkrankung tritt im Zentrum des Gesichtsfeldes eine Blindheit ein, obwohl das periphere Sehvermögen, also die Bereiche außerhalb des gelben Flecks, nicht beschädigt sind. Bilder in der Mitte des Gesichtsfeldes verschwimmen, Farben lassen sich nicht mehr richtig unterscheiden, und das Lesen und Erkennen von Buchstaben oder Texten bereitet zunehmend Schwierigkeiten.

Obwohl es auch angeborene Formen dieser Erkrankung gibt, sind hauptsächlich die älteren Menschen davon betroffen. Erste Veränderungen gibt es bereits ab einem Alter von 50 Jahren. Im frühen Stadium entstehen Ablagerungen auf der Linse, die der Patient jedoch meist nicht bemerkt. Erst allmählich kommt es zu einer Verschlechterung der Sehleistung. Diese Form wird auch als »trockene Makuladegeneration« bezeichnet.

BARRIERE

Gesichtsfeldeinengung

»Unter dem Begriff Gesichtsfeld versteht man den umliegenden Raum, den man bei geradeaus gerichtetem Blick sehen kann, ohne dabei Augenbewegungen zu machen.« (Projekt Prometheus, 2006) Horizontal umfasst das Gesichtsfeld beider Augen etwa 170 bis 180 Grad. Ab dem 55. Lebensjahr verkleinert sich das Gesichtsfeld, bei einem 70-Jährigen ist es auf etwa 150 Grad reduziert (vgl. Michelson, 2006).

Im fortgeschrittenen Alter kommt noch die Einschränkung des Blickfeldes dazu. Unter dem Begriff Blickfeld versteht man den Bereich, den ein Mensch bei unbewegtem Kopf und Körper mit maximalen Augenbewegungen über-

Bei der Makuladegeneration ist durch **fleckenähnliche Veränderungen** die Mitte des Gesichtsfeldes nicht erkennbar. Man sieht den Gesprächspartner, kann aber dessen Gesichtszüge nicht erkennen. Immer, wenn man etwas direkt ansehen will, verliert man es aus dem Blick.

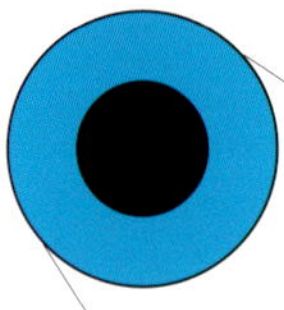

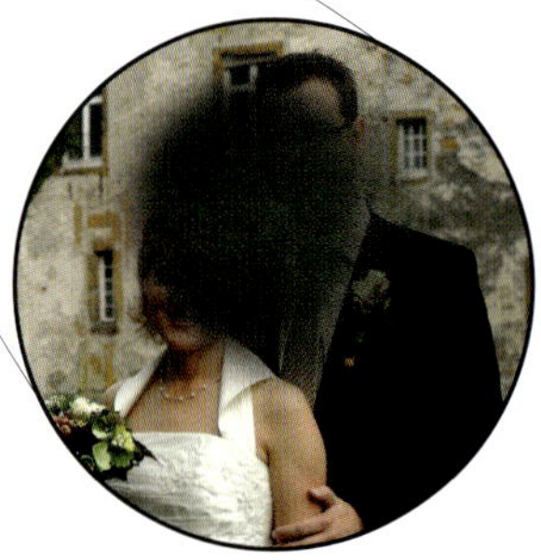

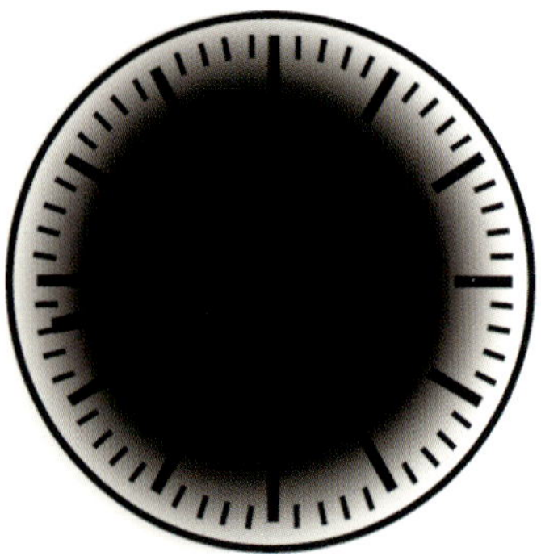

Im Verlauf der Erkrankung werden die Symptome ausgeprägter. Betroffene können nur noch **schemenhafte Umrisse**, Kontraste und Bewegungen wahrnehmen. Möglicherweise wird eine Uhr zwar erkannt, aber die Uhrzeit selbst kann nicht abgelesen werden.

Ein eingeschränktes Gesichtsfeld ist so, als ob Scheuklappen die Sicht behindern. Bei alten Menschen kommt noch die zunehmende Unbeweglichkeit der Halswirbelsäule hinzu. So ist es nicht mehr möglich, die eingeschränkte Augenbeweglichkeit auszugleichen. Deshalb werden insbesondere weit oben angebrachte Informationen oft nicht gelesen.

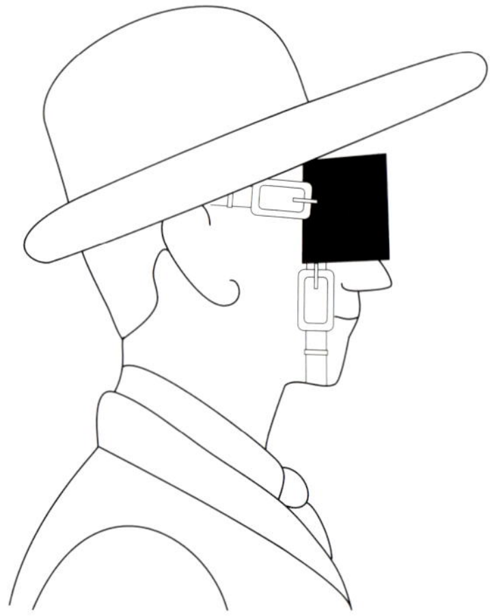

blicken kann. Dieser Bereich ist sehr viel größer als das Gesichtsfeld.

Durch die zunehmende Erstarrung der Augenbewegung (*Okulomotorik*) nimmt besonders die Fähigkeit zur Aufwärtsbewegung der Augen stark ab. Um diese Unbeweglichkeit zu kompensieren, sind vermehrte Kopfbewegungen nötig. Da mit dem Alter aber auch oft eine Einschränkung der Halswirbelsäulenbeweglichkeit vorliegt, unterbleiben diese korrigierenden Kopfbewegungen. Das bedeutet, dass Gegenstände, Personen oder sich bewegende Objekte aus dem peripheren Umfeld nicht gesehen werden können (siehe auch Abbildung unten).

BARRIERE

Blendempfindlichkeit

Bereits ab dem 40. Lebensjahr bilden sich aufgrund von Ablagerungen auf Linse und Glaskörper des Auges Verdichtungen, und es kommt zu einer vermehrten Streuung des einfallenden Lichtes. Dadurch wird man besonders empfindlich gegenüber blendendem Licht. Aber auch Lichtreflexionen, verursacht durch Spiegel, Glas, metallisch glänzende Oberflächen oder Glanzpapier können problematisch werden.

Sich bewegende Objekte oder Personen, die plötzlich und unerwartet von hinten oder von der Seite kommen, werden von älteren Autofahrern oft erst sehr spät wahrgenommen, weil das Gesichtsfeld seitlich eingeschränkt ist! Insofern birgt die Teilnahme am Straßenverkehr auch gewisse altersbedingte Risiken.

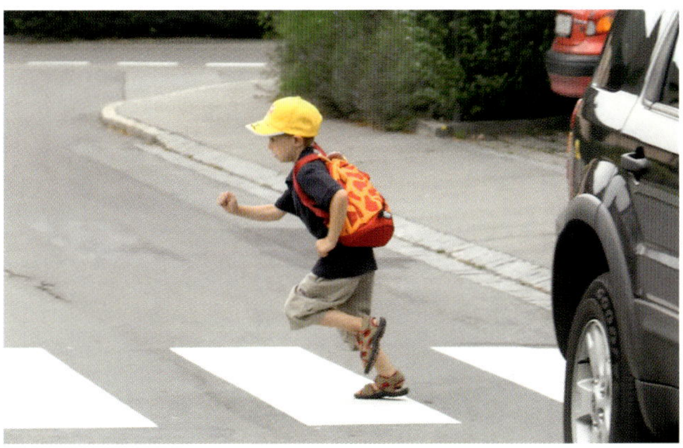

Die Blendempfindlichkeit muss man sich vorstellen, als würde man kurz vom Blitzlicht eines Fotoapparates geblendet. Ähnlich wie bei der Überbelichtung eines Bildes reißen die Umrisse und Konturen aus.

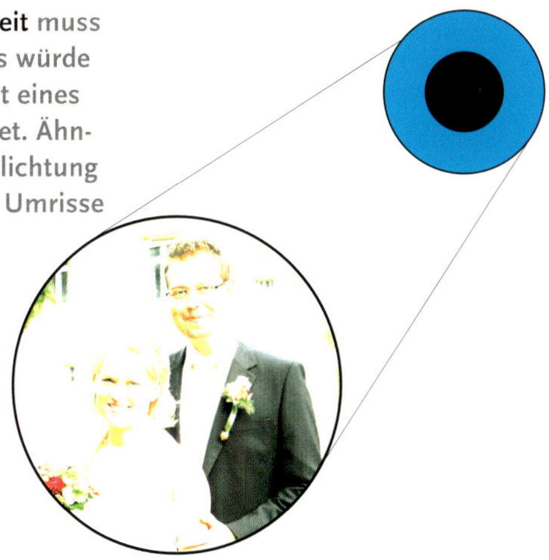

Wird man geblendet, werden Wörter unleserlich und sind einen Augenblick lang nicht klar erkennbar. In diesem Moment **brechen die (zarten) Konturen der Schriften weg**. Ein kurzer Augenblick, der unter Umständen wichtig sein kann!

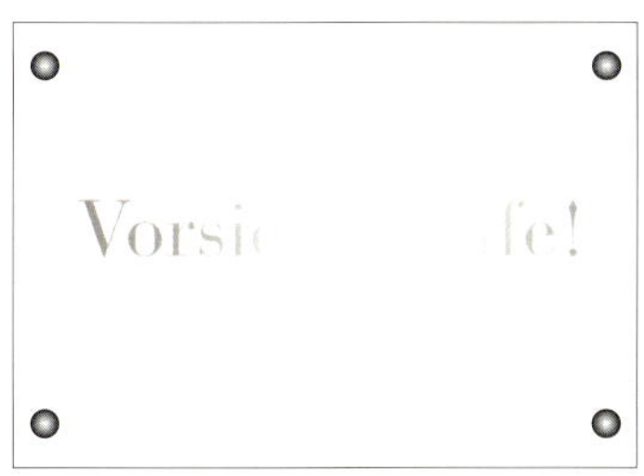

WISSEN

Visuelle Lesbarkeit

Wie einfach oder wie schwer sich ein Text lesen lässt, hängt von verschiedenen Faktoren ab. Für die inhaltliche Struktur, den Satzbau und die Komplexität eines Textes, also die sprachliche Lesbarkeit, ist vor allem der Autor verantwortlich. Hingegen kann ein Gestalter wesentliches zur visuellen Erkennbarkeit eines Textes beitragen, indem er darauf achtet, dass ausreichend visuelle Informationen vorhanden sind, damit ein Wort als »Wortbild« erkannt wird.

Beim Lesen eines Textes bewegt sich das Auge in ruckartigen Sprüngen (*Sakkaden*) von links nach rechts entlang einer Zeile. Zwischen diesen Sprüngen hält das Auge einen kurzen Moment inne, fokussiert einen Buchstaben und seine nächste Umgebung, bevor es weiterspringt. Die Informationsaufnahme findet nur in der Phase der Fokussierung statt (siehe Abbildung unten).

Je komplexer die visuelle Gestaltung eines Werkes ist, desto mehr Fokussierungspunkte sind für das Verständnis des Textes erforderlich. Dementsprechend mehr oder weniger Zeit braucht auch ein normalsichtiger Mensch, um das Gelesene und Gesehene zu verstehen. Ist die Zeit oder das Sehvermögen des Betrachters begrenzt, müssen Layout und Grafik einfach gestaltet sein, damit Informationen schnell und vor allem richtig erfasst werden können.

Das gilt im besonderen Maße bei der Gestaltung für Zielgruppen, die sich nicht gut konzentrieren können oder die geistig schnell überfordert sind. Die Häufigkeit von Bewegung und Pause während des Lesens hängt aber auch vom Textverständnis ab. Ist der Text inhaltlich nicht ganz verständlich, treten so genannte Regressionssakkaden auf: Der Blick wandert kurz zurück, der Leserichtung entgegengesetzt, und das Wort oder die Zeile muss nochmals gelesen werden. Man muss damit rechnen, dass bei dementen Menschen diese Regressionssakkaden häufiger auftreten.

Beim Lesen bewegt sich das Auge in Sprüngen von Fixationspunkt zu Fixationspunkt (rot unterlegt) vorwärts. Bei jedem Punkt wird kurz pausiert und fokussiert. Bei jeder Fokussierung kann man **ungefähr neun Buchstaben** im Umkreis der Fixation erfassen. Am Ende der Zeile bewegen sich die Augen mit einem einzigen Sprung (Sakkade) wieder nach links zum Anfang der nächsten Zeile.

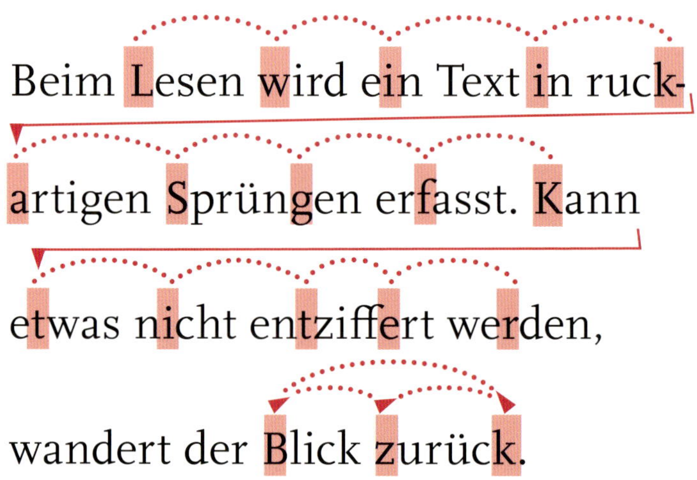

Zu Regressionssakkaden kann auch ein zu großer Zeilenabstand führen: Ist der Abstand zweier untereinander liegender Zeilen zu groß, läuft man Gefahr, dass ein hochaltriger, eventuell leicht dementer Leser am Ende einer Zeile den Weg zum Anfang der nächsten Zeile nicht findet. Die Augen verlieren die Führung im zu großen »Leerraum«.

Auch die Länge einer Zeile muss bedacht werden, denn ein hoher Prozentsatz der älteren Generation leidet unter einer Makuladegeneration. Diese Leser sind dadurch beeinträchtigt, dass sie an der Stelle des schärfsten Sehens, der *Macula lutea*, eine fleckenähnliche Veränderung haben. Deshalb müssen sie bei langen Zeilen oft den Kopf in Leserichtung bewegen, damit die Buchstaben an der richtigen, noch unbeschädigten Stelle abgebildet werden. Aus diesem Grund sollten möglichst keine »Textschlangen« produziert werden. Text, der in Spalten präsentiert wird, ist eine hilfreiche und rücksichtsvolle Gestaltung.

Die Schriftgröße ist selbstverständlich für die ältere und alte Generation nicht zu klein zu wählen. Welche Punktgröße optimal ist, hängt vom Einsatz der Information ab: Handelt es sich dabei um ein Schild, das vom Gebäudeeingang aus gelesen werden muss, oder um das Apothekenblättchen, dessen Text bei einem Leseabstand von 30 bis 35 cm gut lesbar sein soll?

Doch es kommt bei der schriftlichen Informationsgestaltung für alte, hochaltrige und demente Leser keinesfalls nur auf die Punktgröße einer Schrift an. Neben der Schriftgröße können auch der richtige Zeilenabstand, eine vernünftige Zeilenlänge und einige andere Faktoren zu einer gut lesbaren und erkennbaren Textgestaltung beitragen.

Bei der Auswahl von Schriften sollte man sich übrigens vergegenwärtigen, dass auch diese eine Vergangenheit haben. So wird der Einsatz von so genannten gebrochenen Schriften (auch Frakturschrift) bei der älteren Zielgruppe nicht empfohlen, denn »für Deutsche der älteren Generation ist sie durch Missbrauch zur Nazi-Schrift geworden« (Willberg, 2001, S. 11).

Wer die alt gewordenen Menschen, insbesondere die demenzkranken, mit einer visuellen Botschaft erreichen will, darf **nicht davon ausgehen, dass sie eine Brille tragen**, die ihre Sehschwächen ausgleicht. Auch der Versuch, beim Optiker die alte Brille dem veränderten Sehvermögen anzupassen, kann unter Umständen schwierig werden.

Besonders Alzheimer-Patienten haben eine gehäufte Tendenz zum »Ja-sagen« oder nutzen irgendwelche Floskeln, um ihre Defizite auszugleichen. Die Frage: »Können Sie das sehen? Ist das jetzt schärfer?« könnte fälschlicherweise mit »ja, ja« beantwortet werden. Oder: »Lies das doch bitte mal vor, Mutter« würde möglicherweise mit einem »Lies' doch selber, Junge« quittiert werden.

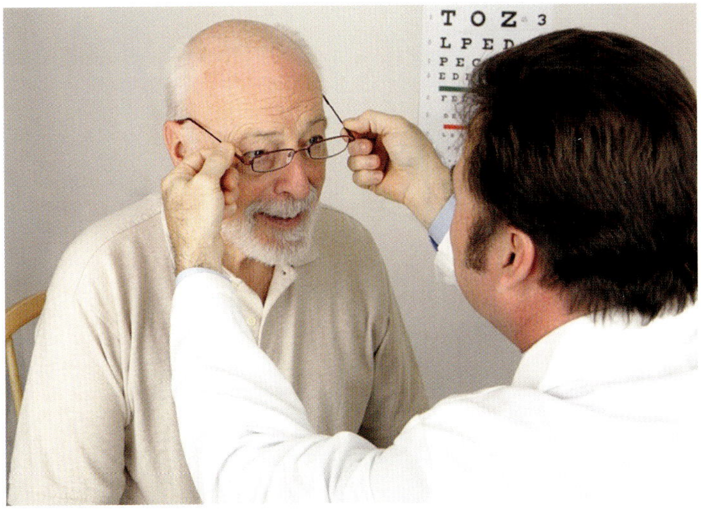

WISSEN

Differenzierbarkeit der Buchstaben

27 Als Punze wird in der Typografie der nicht gedruckte Innenraum eines Buchstabens bezeichnet.

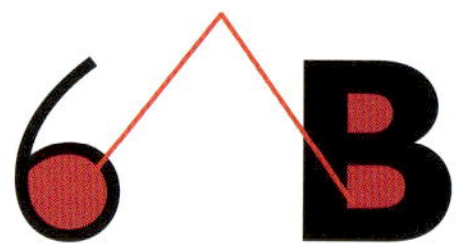

Das schnelle Erfassen von schriftlichen Informationen ist auch abhängig von der Differenzierbarkeit der einzelnen Buchstaben. Der Unterschied zwischen Lesbarkeit und Differenzierbarkeit besteht darin, dass eine gute Lesbarkeit die Geschwindigkeit beim Lesen verbessert. Mit Differenzierbarkeit hingegen ist die visuelle Deutlichkeit und Klarheit gemeint: Ist eine Buchstabenfigur klar und deutlich, kann ein einzelner Buchstabe in weniger als dem Bruchteil einer Sekunde erkannt werden. Bei vielen Schriften sind jedoch die Haarstriche der Buchstaben so zart, dass sie mit dem Hintergrund verschmelzen und sich für das ältere Auge an den fragilen Stellen bei einer Betrachtung aus der Ferne auflösen.

Andere Buchstaben oder Zahlen sind besonders schmal geschnitten, so dass beim Drucken die *Punzen*[27] möglicherweise optisch »zulaufen«, das heißt dass Innenräume der Buchstaben sich mit Farbe füllen. Deshalb sollte bei der Verwendung von schmalen Schriften »nicht von der Linienstärke, sondern von der kleinsten Punze innerhalb des Fonts [Schriftart] aus gemessen werden, da dieser Teil für die Erkennbarkeit aus der Ferne den schwächsten Punkt im typografischen Aufbau bildet« (Drews, 2005, S. 127).

So verschieden können Zahlen und Buchstaben derselben Schrift aussehen:

Obere Reihe: Bodoni (regular, bold, black und black condensed)

Darunter: Gill Sans (light, regular, bold condensed, ultra bold condensed)

Dritte Reihe: Garamond (regular wide, bold wide, extra bold wide, bold extra narrow)

Untere Reihe: Neue Helvetica (condensed, bold condensed, heavy condensed, extra black condensed)

Rot eingekreist sind **besonders problematische Fälle:** Feine Haarstriche, die fast nicht zu sehen sind (oben links), zugelaufene Binnenräume (zweite Reihe) oder Endungen, die einen anderen Buchstabenteil fast berühren.

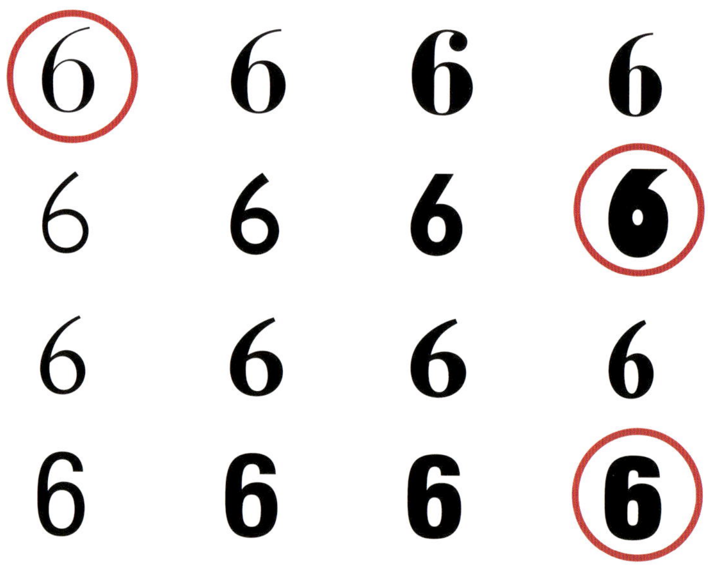

Die optimale Differenzierbarkeit einer Schrift wird durch die gleichmäßige Linienstärke der Buchstaben erreicht. Gut geeignet sind deshalb Schriften mit einer kräftigen Linienführung bzw. mit halbfetten bis fetten Linien, ganz besonders, wenn farbiges Papier verwendet wird.

Die Abstände zwischen den einzelnen Buchstaben sollten aber nicht schmaler sein als die Linienstärke der Buchstaben selbst. Stehen die Buchstaben zu eng beieinander, veringert sich die Entfernung, aus der ein Wort noch gelesen werden kann.

Ein guter Kontrast zwischen Vorder- und Hintergrund ist wichtig für die Identifizierung der Buchstaben. Man kann durchaus auch farbigen Text auf farbigen Hintergrund setzen, wenn man dabei darauf achtet, dass »der Kontrast zwischen Text und Hintergrund über 70% beträgt« (Lidwell et al., 2004, S. 124). Gerade für Menschen, die unter Sehstörungen leiden wie zum Beispiel einer Katarakt, wird die Umwelt kontrastärmer, farbloser und matter. Buchstaben und Bilder scheinen verschleierter und milchig-trüb, manchmal sogar auch verzerrt.

Kontraste setzen heißt aber auch, dass man einzelne wichtige Wörter durch Größe, Farbe oder Fette besonders hervorhebt. Dabei sollte man daran denken, dass weniger oft mehr ist: Denn ist alles fett und groß und bunt, ergibt sich kein Kontrast mehr.

Auf eine Gestaltung nur mit Großbuchstaben sollte zugunsten einer guten Differenzierbarkeit generell verzichtet werden. Buchstaben ohne Ober- und Unterlängen bieten kaum visuelle Reize. Wörter, die sowohl Groß- als auch Kleinbuchstaben enthalten, werden leichter erkannt, weil sie dem Auge ein bestimmtes Muster bieten. Wörter, Sätze oder sogar ganze Texte aus Großbuchstaben bremsen das Lesetempo, da das Auge gezwungen wird, einen Buchstaben nach dem anderen zu lesen. (An anderer Stelle und für eine andere Zielgruppe kann das durchaus gewollt sein.)

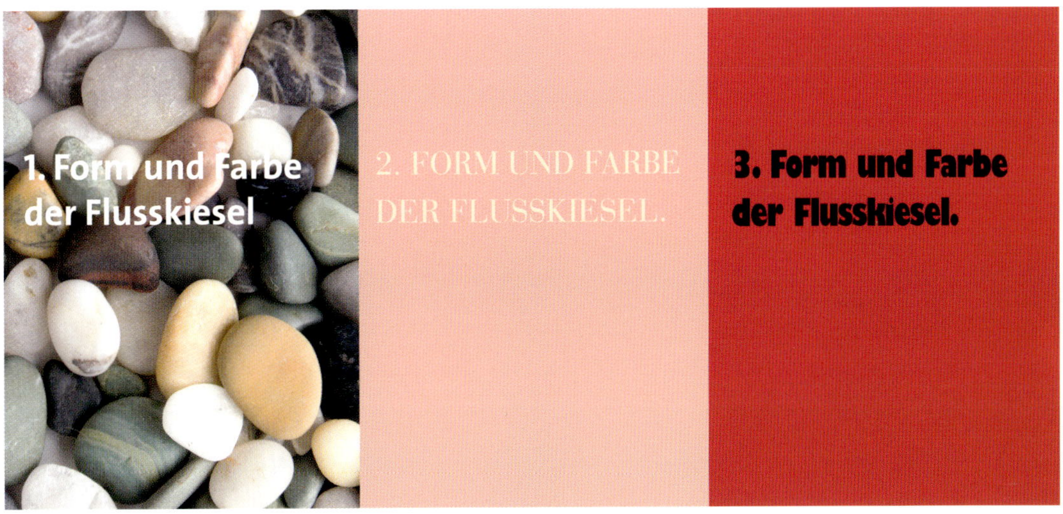

Ein Text, der mit einem Bild hinterlegt wird (1), ist für die ältere Zielgruppe oft nicht identifizierbar. **Zur Unleserlichkeit tragen auch zarte Haarstriche bei** (2), schlecht lesbare Großbuchstaben, sowie ein zu schwacher Farbkontrast zwischen Hintergrund und Text. Schlecht ist auch ein zu fetter Duktus der Linien in Kombination mit einem zu schmalem Buchstabenabstand (3).

THEORIE

Bestimmung der Sehschärfe

Die Sehschärfe, auch Visus genannt, ist das Auflösungsvermögen des Auges. Der niederländische Arzt Dr. Hermann Snellen (1834–1908) erarbeitete 1862 an der Universität Utrecht Schrifttafeln, mit denen man die Sehschärfemessung standardisieren konnte und die bis heute die Grundlage für Sehschärfetests bilden.

Die Buchstaben, die Snellen dafür entwarf, haben ganz bestimmte, mathematisch errechnete Proportionen: sie setzen sich aus Quadraten zusammen, wobei die Seitenlänge fünf Mal der Linienstärke eines Buchstabens entspricht. Auch die Punzen (Innenräume der Buchstaben) haben exakt die gleiche Stärke.

Snellen hat berechnet, dass der Buchstabe »E« in einer Größe von 9 mm einen Bereich in der *Macula* (→ Seite 18) von 5° ausfüllt, wenn man den Buchstaben aus 6 Metern Entfernung betrachtet. Kann man also einen 9 mm großen Buchstaben auf eine Entfernung von 6 Metern lesen, hat man eine Sehstärke von 6/6 oder 20/20 (oder als Dezimalzahl ausgedrückt: 1,0).[28]

28 Der Visus wird durch einen Bruch ermittelt: Das heißt, dass im Zähler des Bruches die »Istentfernung« steht, also die Distanz, aus der jemand das Zeichen erkennen kann. Im Nenner steht die »Normentfernung«. Das ist die Distanz, aus der ein Normalsichtiger mit einer Sehschärfe von 1,0 dasselbe Zeichen erkennen würde.

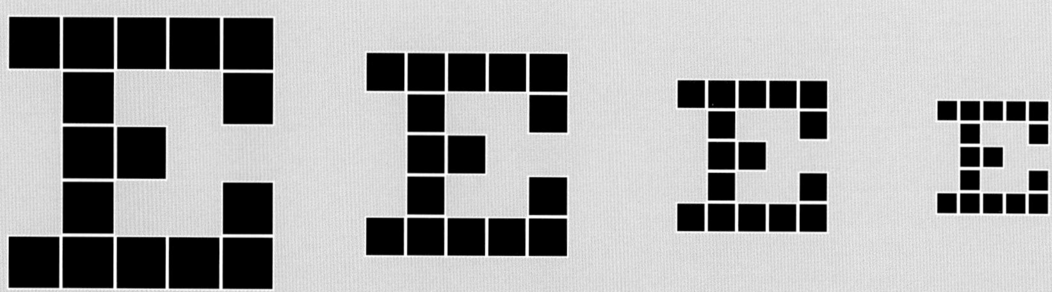

Jeder Buchstabe aus der von Snellen entwickelten Schrift **setzt sich aus Quadraten zusammen.** Dabei entspricht ein Buchstabe in Breite und Höhe genau fünfmal der Stärke von Punze und Strich. Das gilt für die Betrachtung aus jeder beliebigen Entfernung.

Das Sehvermögen ist schlecht, wenn man auf 6 m an etwas herangehen muss, das normalerweise aus einer Entfernung von 30 m scharf zu sehen sein sollte.

Umgekehrt hat jemand besonders gute Augen, wenn er auf 6 m ein Zeichen lesen kann, bei dem ein normalsichtiger Mensch schon nach 3 m Probleme bekommt. Dann beträgt die Sehschärfe oder der Visus 2,0 (siehe auch Tabelle unten).

Auf diese Weise lässt sich die Differenzierbarkeit der von Snellen konstruierten Buchstaben sehr genau auf eine bestimmte Entfernung vorhersagen. Das heißt aber keinesfalls, dass eine gut differenzierbare Schrift dieselben Parameter aufweisen muss.

Die Dioptrie ist (im Gegensatz zum Visus) eine Maßeinheit für die Stärke der Brillengläser oder der Kontaktlinsen. Dipotrienwerte[29] im Plusbereich gleichen eine Weitsichtigkeit aus, im Minusbereich entsprechend eine Kurzsichtigkeit. Eine Dioptrie von minus drei heißt demnach, dass die Augen eine Linse von minus drei Dioptrien benötigen um einen normalen Visus[30] zu haben.

29 Bei einem Sehtest für den Führerschein wird nicht die Dioptrie, sondern der Visus gemessen. In Deutschland reicht ein Visus von 0,7 – das ist deutlich unterhalb der Normalsichtigkeit – aus, um den Führerschein zu erhalten.

30 Der Visus kann mit und ohne Sehhilfe gemessen werden. Wenn eine Brille angepasst werden muss, wird so lange korrigiert, bis der Visus 1,0 beträgt.

Beim Augenarzt und beim Optiker wird **die Sehschärfe (Visus) u.a. mit Schrifttafeln getestet**, anhand derer eine Person Zahlen oder Buchstabenreihen ablesen soll. Für jede Buchstabenreihe ist eine bestimmte Entfernung von der Schrifttafel vorgegeben, für die der Visus 1,0 beträgt.

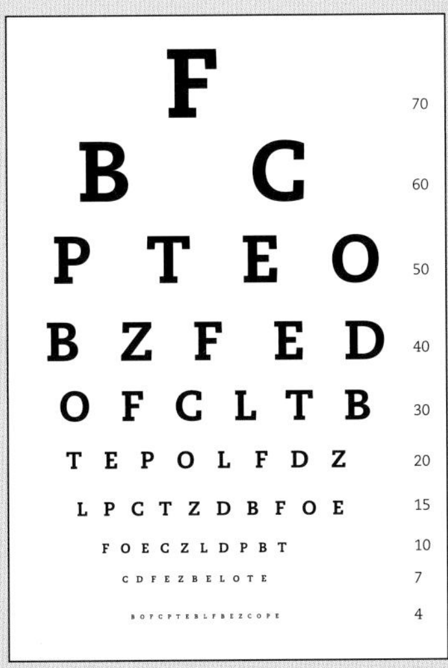

Dezimal	Snellen	Metrisch
2,0	20/10	6/3
1,5	20/15	6/4,5
1,0	20/20	6/6
0,8	20/25	6/7,5
0,67	20/30	6/9
0,5	20/40	6/12
0,4	20/50	6/15
0,2	20/100	6/30
0,1	20/200	6/60
0,05	20/400	6/120

Die Schärfe wird entweder im metrischen System gemessen oder, wie bei Snellen, im englischen Foot-Maß. In Deutschland ist die Dezimal-Schreibweise gebräuchlich. **Der normale Visus ist altersabhängig** und liegt bei einem 20-jährigen Menschen bei 1,0 bis 1,6. Bei einem 80-Jährigen verschlechtert sich altersbedingt der Visus und liegt etwa zwischen 0,6 bis 1,0.

LÖSUNGSANSÄTZE

Tipps für den Umgang mit Schrift (I)

Die optimale Differenzierbarkeit einer Schrift erreicht man durch eine gleichmäßige Linienstärke der Buchstaben. Gut geeignet sind deshalb Schriften mit halbfetten bis fetten Linien, insbesondere dann, wenn farbiges Papier verwendet wird. Bei vielen Schriften sind jedoch die Haarstriche der Buchstaben so zart, dass sie mit dem Hintergrund verschmelzen und sich für das ältere Auge an den fragilen Stellen bei einer Betrachtung aus der Ferne auflösen.

Form und Farbe der Flusskiesel.
Bernhard Modern

Form und Farbe der Flusskiesel.
The Sans

Form und Farbe der Flusskiesel.
Bodoni (Bauer)

Form und Farbe der Flusskiesel.
PMN Caecila

Form und Farbe der Flusskiesel.
Gill Sans

Form und Farbe der Flusskiesel.
Baskerville

Einzelne wichtige Wörter sollte man durch Größe, Farbe oder Fette besonders hervorheben. Damit unterstützt man bereits im Stadium der leichten Demenz bei nachlassender Aufmerksamkeit das Auffinden von relevanten Informationen. Bedenke: Weniger ist oft mehr, denn ist alles fett und groß und bunt, ergibt sich kein Kontrast mehr!

Die Abstände zwischen den einzelnen Buchstaben sollten nicht schmaler sein, als die Linienstärke der Buchstaben selbst. Zu eng stehende Buchstaben verkleinern die Entfernung, aus der ein Wort noch gelesen werden kann, da die Buchstaben miteinander verschmelzen. Als Richtlinie gilt: Abstände sollten etwa so breit sein, wie die Linienstärke des Buchstabens selbst.

Vorsicht Stufe

Vorsicht Stufe

Nicht nur für die alte und hochaltrige Zielgruppe ist es besser, den Flattersatz zu verwenden. Blocksatz bereitet vielen Lesern Probleme, da zwischen den Wörtern mehr oder weniger große und unschöne Lücken auftreten können, die den Lesefluss bremsen.

Blocksatz, besonders wenn er automatisch genereriert wird, bereitet nicht nur älteren Lesern Probleme, da zwischen den Wörtern mehr oder weniger große und unschöne Lücken auftreten können.

Bei vielen alte Menschen können Frakturschriften manchmal unangenehme Gefühle auslösen, weil diese als »nationalsozialistische Schriften« mit dem Dritten Reich und den Erinnerungen daran verbunden werden. Deshalb sollte man **auf Frakturschriften verzichten.** Sonst ist die Lesbarkeit von Texten nicht davon abhängig, ob die Buchstaben Serifen bzw. »Füßchen« haben oder nicht. Welche Schriftart man verwendet – Serifenschrift oder serifenlose Schrift – ist nicht entscheidend.

Verwenden Sie möglichst keine Frakturschriften. Diese sind für alte Menschen oft mit unangenehmen Erinnerungen verbunden.

Die Punktgröße einer Schrift muss von der Entfernung abhängig gemacht werden, aus der etwas gelesen werden soll: Handelt es sich um ein Liederbuch, dessen Text bei einem Abstand von 30 bis 35 cm gut lesbar sein muss, sollte man **keinesfalls unter 10 Punkt** gehen, besser ist eine Schriftgröße von 12 bis 14 Punkt. (Diese Seiten sind mit 13 pt und einem Zeilenabstand von 16 pt gestaltet.) Bei Schildern, die aus größeren Entfernungen erkennbar sein müssen, ist die Schrift selbstverständlich größer zu wählen.

Generell sollte man **matte und nichtglänzende Materialien** bevorzugen. Verwenden Sie weder Lack noch glänzende Folien, denn sie verstärken, genauso wie metallisch glänzende oder spiegelnde Oberflächen, die Blendempfindlichkeit. Das gilt auch für Bastelfolien, Spiegel und Glas. Suchen Sie nach anderen Möglichkeiten, um eine Beschilderung hinter Glas zu befestigen, denn Glas reflektiert immer! Eine Etagenbeschriftung direkt auf die Wand aufgebracht erfüllt nicht nur den gleichen Zweck, sondern kann viel freier und einfallsreicher gestaltet werden, da man nicht so an das Format gebunden ist.

Verzichten Sie auch bei Drucksachen auf »gestrichenes« Papier und nehmen Sie statt dessen ein griffiges, ungestrichenes Papier.

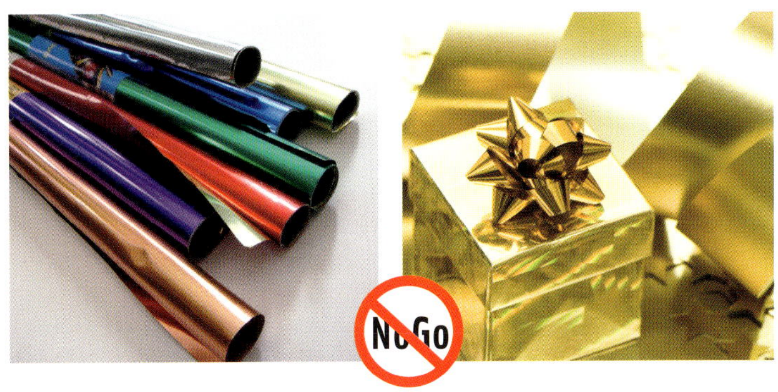

LÖSUNGSANSÄTZE

Tipps für den Umgang mit Schrift (II)

Kurze Zeilenlängen – ähnlich wie beim Zeitungssatz – sind besser als Textschlangen. Besonders für ältere Menschen, die unter fortgeschrittener Makuladegeneration leiden, ist so ein Layout leichter zu lesen, weil sie »weniger Strecke« mit dem Kopf zurücklegen müssen, damit ein Wort auf die Stelle des schärfsten Sehens projiziert wird. Eine Spalte sollte aber auch nicht zu schmal sein oder zu wenig Wörter enthalten. Etwa sechs bis acht Wörter pro Zeile sind für die Lesbarkeit optimal. Das gilt auch, wenn für die Textinformationen eine größere Schrift verwendet wird.

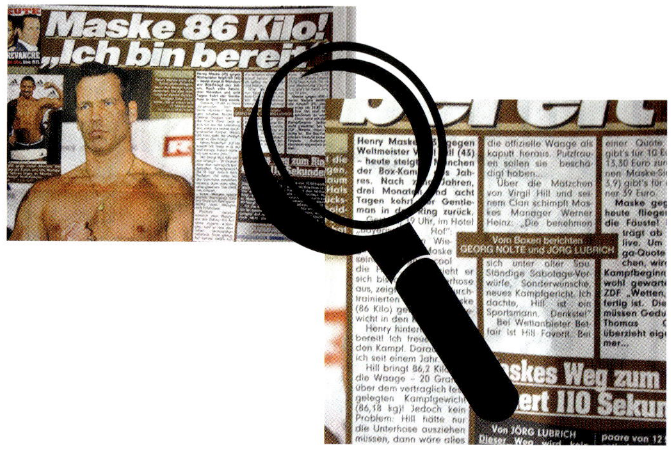

Produzieren Sie keine Textschlangen! Besser sind kurze Zeilenlängen–ähnlich wie beim Zeitungssatz. Eine Spalte sollte aber auch nicht zu schmal sein oder zu wenig Wörter enthalten. Etwa sechs bis acht Wörter pro Zeile sind für die Lesbarkeit optimal. Das gilt auch, wenn für Textinformationen im Seniorenbereich eine größere Schrift verwendet wird. Produzieren Sie keine Textschlangen! Besser sind kurze Zeilenlängen–äh[illegible]m Zeitungssatz. Eine Spalte sollte aber auch nicht zu schmal sein oder zu wenig Wörter enthalten. Etwa sec[illegible]pro Zeile sind für die Lesbarkeit optimal. Das gilt auch, wenn für Textinformationen im Seniorenbereic[illegible]ift verwendet wird. Produzieren Sie keine Textschlangen! Besser sind kurze Zeilenlängen–ähnlich wie [illegible] Eine Spalte sollte aber auch nicht zu schmal sein oder zu wenig Wörter enthalten. Etwa sechs bis acht [illegible]ind für die Lesbarkeit optimal. Das gilt auch, wenn für Textinformationen im Seniorenbereich eine größe[illegible]wendet wird. Produzieren Sie keine Textschlangen! Besser sind kurze Zeilenlängen–ähnlich wie beim Zeitungssatz. Eine Spalte sollte aber auch nicht zu schmal sein oder zu

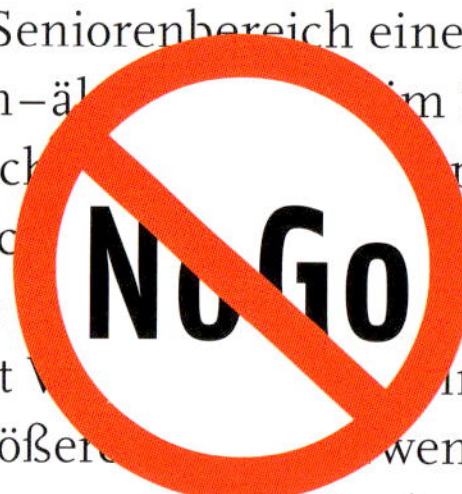

Produzieren Sie keine Textschlangen! Besser sind kurze Zeilenlängen–ähnlich wie beim Zeitungssatz. Eine Spalte sollte aber auch nicht zu schmal sein oder zu wenig Wörter enthalten. Etwa sechs bis acht Wörter pro Zeile sind für die Lesbarkeit optimal. Das gilt auch, wenn für Textinformationen im Seniorenbereich eine größere Schrift verwendet wird. Produzieren Sie keine Textschlangen! Besser sind kurze Zeilenlängen–ähnlich wie beim Zeitungssatz. Eine Spalte sollte aber auch nicht zu schmal sein oder zu wenig Wörter enthalten. Etwa sechs bis acht Wörter pro Zeile sind für die Lesbarkeit optimal. Das gilt auch, wenn für Textinformationen im Seniorenbereich eine größere Schrift verwendet wird. Produzieren Sie keine Textschlangen! Besser sind kurze Zeilenlängen–ähnlich wie beim Zeitungssatz. Eine Spalte sollte aber auch nicht zu schmal sein oder zu wenig Wörter enthalten. Etwa sechs bis acht Wörter pro Zeile sind für die Lesbarkeit optimal. Das gilt auch, wenn für Textinformationen im Seniorenbereich eine größere Schrift verwendet wird. Produzieren Sie keine Textschlangen! Besser sind kurze Zeilenlängen–ähnlich wie beim Zeitungssatz. Eine Spalte sollte aber auch nicht zu schmal sein oder zu wenig Wörter enthalten. Etwa sechs bis acht Wörter pro Zeile sind für die Lesbarkeit optimal. Das gilt auch, wenn für Textinformationen im Seniorenbereich eine größere Schrift verwendet wird.Produzieren Sie keine Textschlangen! Besser sind kurze Zeilen

Die **gemischte Schreibweise** ist bei einer Textgestaltung der Gestaltung mit Großbuchstaben (Versalien) vorzuziehen, vor allem wenn es um die hier angesprochene Zielgruppe geht. Wörter, die sowohl Groß- als auch Kleinbuchstaben enthalten, werden leichter erkannt, weil sie den Augen ein bestimmtes Muster bieten.

DIE GEMISCHTE SCHREIBWEISE IST BEI EINER TEXTGESTALTUNG FÜR DIESE ZIELGRUPPE DER VERWENDUNG VON GROSSBUCHSTABEN (VERSALIEN) VORZUZIEHEN. WÖRTER, DIE SOWOHL GROSS- ALS AUCH KLEINBUCHSTABEN ENTHALTEN, WERDEN LEICHTER ERKANNT, WEIL SIE DEN AUGEN EIN BESTIMMTES MUSTER BIETEN.

NoGo

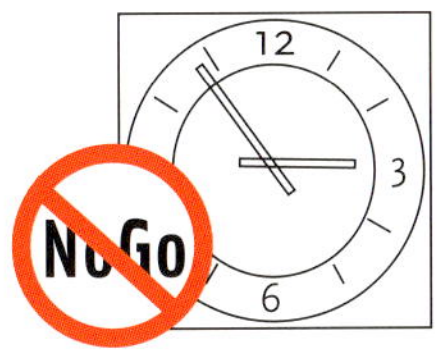

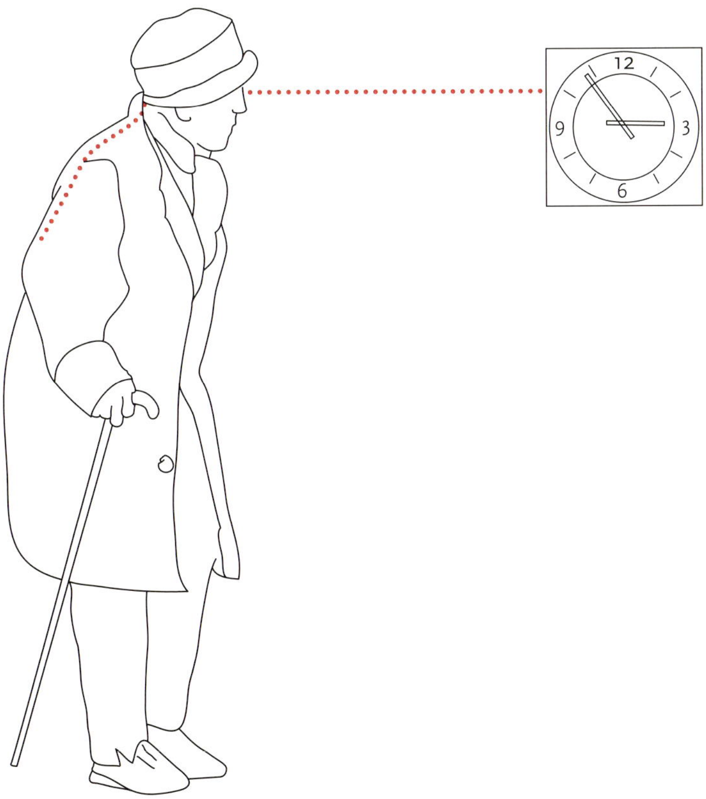

Beim Anbringen von Information sollte man die **richtige Höhenposition beachten.** Eine zu hoch gehängte Wanduhr, die Bilder auf den Fluren im Seniorenheim oder die oberste Regalreihe im Supermarkt werden aufgrund der vertikalen Gesichtsfeldeinschränkungen (→ Seite 78) oft noch nicht einmal registriert. Eine gute Kontrollmöglichkeit bei der Anbringung von Information ist die Frage, ob man sich selbst zum Sehen bücken oder aufschauen muss. In diesem Fall ist die Wahrscheinlichkeit realtiv groß, dass ein älterer Mensch die Informationen übersieht.

SPEZIAL

DAS ENDE DER KREIDEZEIT

Der französische Maler Edgar Degas (1834–1917) bemerkte irgendwann, dass sich in der Mitte seines Gesichtsfeldes ein Fleck gebildet hatte, der ihn beim Malen stark beeinträchtigte. Er berichtete einem Freund »dass es eine Qual sei zu malen, wenn man nur die Umgebung der Stelle sehen könne, die man betrachte, nicht aber die Stelle selbst« (Dahm 2002, S. 39). Sehr wahrscheinlich hat Degas an einer Makuladegeneration (→ Seite 78) gelitten. Seine Bilder begannen, sich zu verändern: Die Striche der Kreuzschraffuren lagen nicht mehr so dicht beieinander, sie wurden hart und fett. Duch die schweren, dunklen Konturen verloren die Figuren ihre schwebende, tänzerische Leichtigkeit der früheren Jahre. Die Farbe Blau findet man mit zunehmenden Alter und fortschreitender Erkrankung in seinen Bildern immer weniger, statt dessen wählte er häufiger Rottöne. Auch die gesteigerte Farbintensität könnte auf sein Augenleiden zurückzuführen sein. Im Laufe der Zeit wurde die Erkrankung an den Augen schlimmer, und Edgar Degas verlor sein zentrales Gesichtsfeld ganz. Als sich der Zustand weiter verschlechterte, gab er schließlich um 1903 die Malerei auf und widmete sich nur noch der Bildhauerei.

Leicht, zart und filigran waren die Tänzerinnen (linke Abbildung unten), bevor Degas' Augen zunehmend schlechter wurden. Schon bei den russischen Tänzerinnen kann man deutlich sehen, wie grob, dick und fett seine Striche wurden. Im Laufe der Jahre konnte er auch immer weniger Details malen, was vor allem bei den Gesichtern seiner Figuren zu erkennen ist.

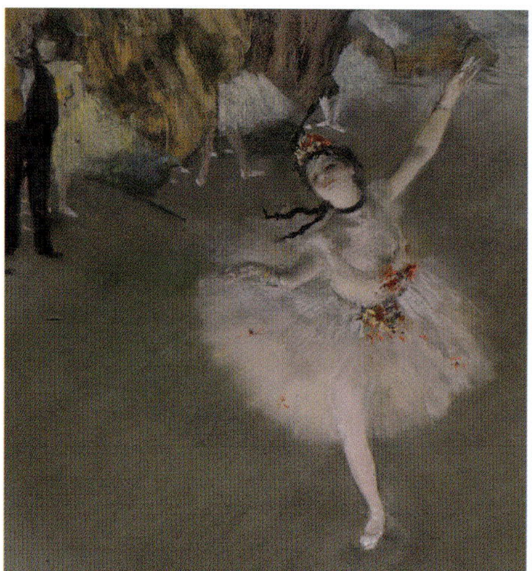

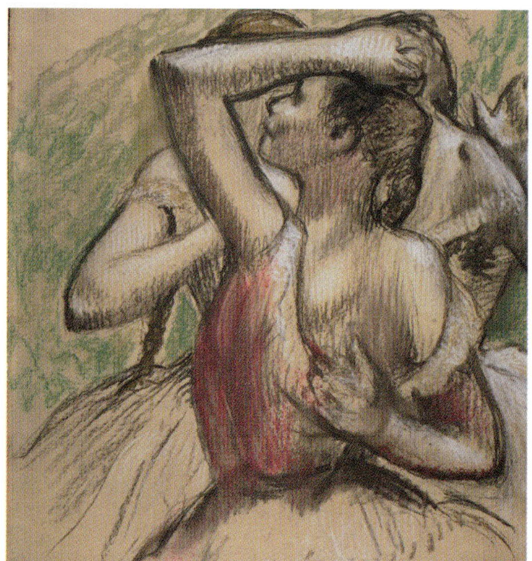

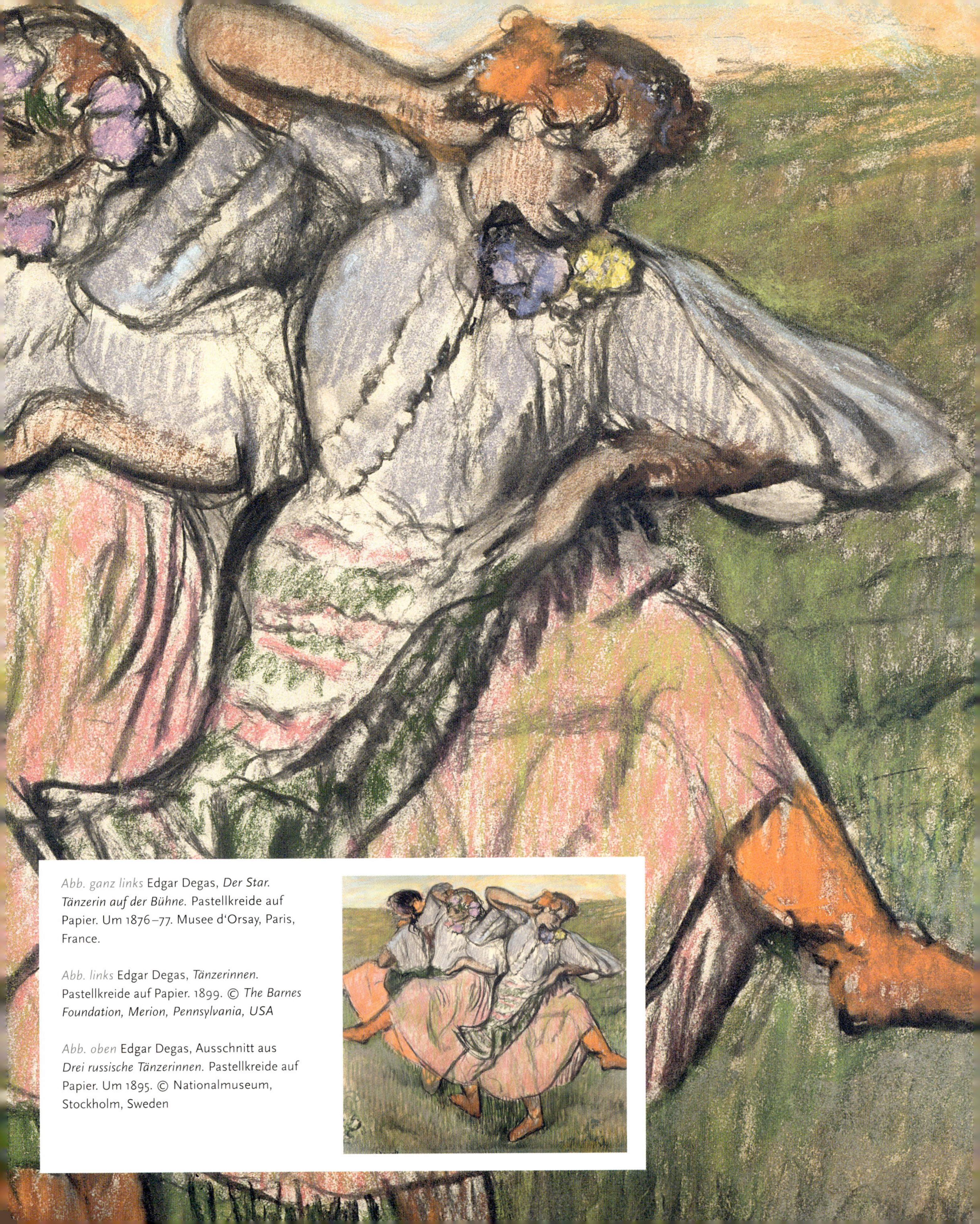

Abb. ganz links Edgar Degas, *Der Star. Tänzerin auf der Bühne.* Pastellkreide auf Papier. Um 1876–77. Musee d'Orsay, Paris, France.

Abb. links Edgar Degas, *Tänzerinnen.* Pastellkreide auf Papier. 1899. © *The Barnes Foundation, Merion, Pennsylvania, USA*

Abb. oben Edgar Degas, Ausschnitt aus *Drei russische Tänzerinnen.* Pastellkreide auf Papier. Um 1895. © Nationalmuseum, Stockholm, Sweden

LICHT und Beleuchtung sind ein Problem, mit dem sich viele Menschen oft schon ab dem 45. Lebensjahr konfrontiert sehen. Verursacht durch die ganz normalen Veränderungen an den Augen, durch schlechte Lichtverhältnisse und falsch eingesetzte Lichtquellen wird es immer mühsamer und anstrengender, etwas zu lesen. Dabei würden schon wenige Kenntisse über verschiedene Lichtquellen dazu beitragen, auf einfache Weise das eine oder andere Beleuchtungsproblem zu lösen. Doch nicht immer hat man Einfluss auf die Beleuchtung der Räume im Umfeld der älteren Generation. Deshalb ist es für diese Fälle wichtig, die Gestaltung von Drucksachen auch auf »Dämmerungstauglichkeit« hin zu überprüfen. Welche Barrieren auftreten und was nötig ist, um sie zu überwinden, wird in diesem Kapitel erklärt.

BARRIERE
Adaptationsschwierigkeiten

Das Sehen bei Dunkelheit, in der Dämmerung und bei Mondlicht wird durch die sehr lichtempfindlichen Stäbchen ermöglicht (→ Seite 18). Unter Tageslichtbedingungen sind die Stäbchen aber unfähig, Information zu verarbeiten, denn sie sind nicht auf das Farbsehen ausgerichtet, sondern auf das Hell-Dunkel-Sehen. Deshalb können sie Details auch nur gering auflösen. Das erklärt sich dadurch, dass die Stäbchenrezeptoren außerhalb der Stelle des schärfsten Sehens liegen.

Der Vorgang der Dunkeladaptation geschieht im Vergleich zur Helladaptation sehr träge: Tritt man aus einem dunklen Raum ins Licht, wechselt das Auge auf die Zapfenrezeptoren und passt sich innerhalb von Sekunden an die neue Helligkeit der Umgebung an (Helladaptation). Kommt man umgekehrt, aus einer sonnenhellen Umgebung in eine dunklen Raum, braucht das Auge längere Zeit, um sich an die Lichtverhältnisse in diesem Raum zu adaptieren.

Die Anpassung der Augen an sich verändernde Lichtverhältnisse wird mit dem Alter immer träger und braucht mehr Zeit als bei jungen Menschen. Deshalb sollte man bei der visuellen Gestaltung immer die vorhandenen Lichtverhältnisse in die Planung mit einbeziehen. Denn: »Ist der Leuchtdichtewechsel sehr groß, so kann vorübergehend Blendung auftreten, während derer die Formwahrnehmung reduziert ist.« (Schmidt et al., 2005, S. 388) Das heißt, dass Umrisse von Buchstaben und Figuren auseinanderreißen und im ersten Moment schlecht bis gar nicht erkannt und übersehen werden. (→ Seite 79)

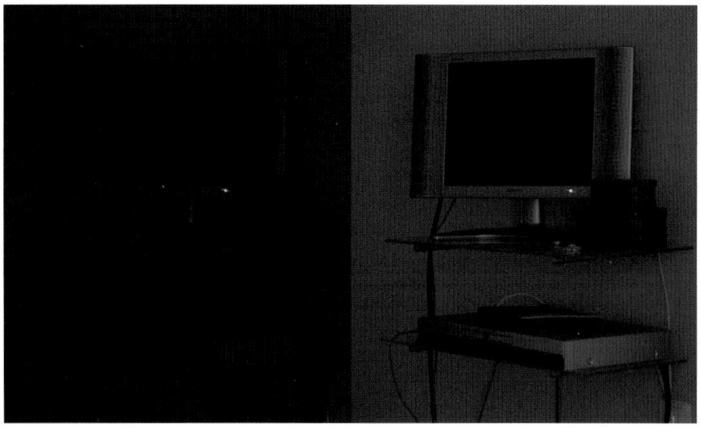

Bei der Adaptation des Auges an die Dunkelheit geschieht Folgendes: Schaltet man am Abend das Licht im Schlafzimmer aus, hat man möglicherweise nur noch die schwache Straßenlaterne als Lichtquelle. Ein paar Minuten später erkennt man zuerst die groben Strukturen von Stuhl, Schrank und anderem Mobiliar. Nach einiger Zeit kann man die Gegenstände im Raum wieder besser und klarer erkennen. Nach etwa einer Viertelstunde sieht man sogar Dinge, die nach dem Lichtlöschen völlig unsichtbar waren. Allerdings sind die Farben nicht klar differenzierbar. Stattdessen erscheint alles in verschiedenen Grauschattierungen.

BARRIERE
Verkleinerung der Pupille

Bei einem jungen, gesunden Auge und unterschiedlicher Lichteinwirkung passt sich die Pupille in ihrer Größe jeweils den Lichtverhältnissen an. Zwischen dem 30. und dem 60. Lebensjahr kommt es zu einer Verkleinerung des Pupillendurchmessers um rund 60%, von etwa 6 mm im jugendlichen Alter auf etwa 2 mm bei einem 60-jährigen Menschen. Das bedeutet, dass die Lichtmenge, die auf die Netzhaut trifft, reduziert wird. Ursache ist die allmähliche Erschlaffung der Irismuskulatur. So haben Erwachsene bereits ab dem 35. Lebensjahr zunehmend einen vermehrten Lichtbedarf. Das heißt, dass ältere Menschen eine wesentlich höhere Beleuchtungsstärke als junge Menschen benötigen, damit Schrift, Bilder und Farben so gut wie möglich wahrgenommen werden können.

Außerdem kann es beispielsweise für Senioren an einem sonnigen Tag problematisch sein, beim Betreten eines Gebäudes die Hinweisschilder oder Hindernisse zu erkennen, weil sich die Augen nicht sofort an die Lichtverhältnisse im Innern des Gebäudes anpassen können.

Nehmen Sie die dunkle Folie und betrachten Sie dadurch Bücher, Zeitschriften, Räume, Flure und Treppenhäuser. Versuchen Sie es nicht nur bei Tageslicht, sondern auch bei Dämmerung.

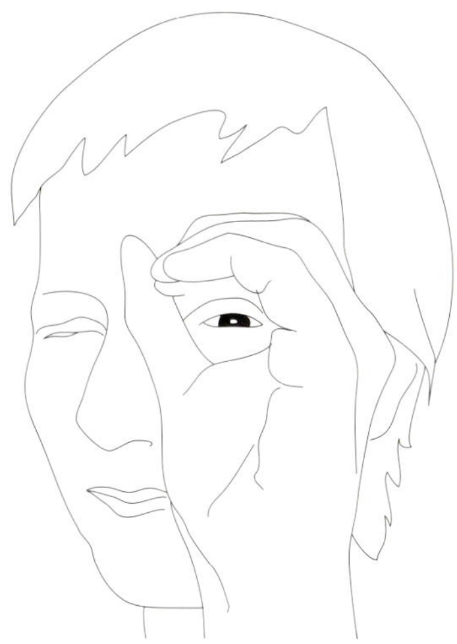

Die Verkleinerung der Pupille kann auch künstlich herbeigeführt werden, indem man die fast geschlossene Faust wie ein Fernrohr vor das Auge hält. Dann werden Dinge schärfer abgebildet, denn das beste und schärfste Bild erhält man, wenn die vorhandenen Lichtstrahlen gebündelt werden und direkt auf die Sehgrube treffen. Älter werdende Menschen kneifen genau deshalb manchmal die Augen zusammen, wenn sie etwas lesen wollen.

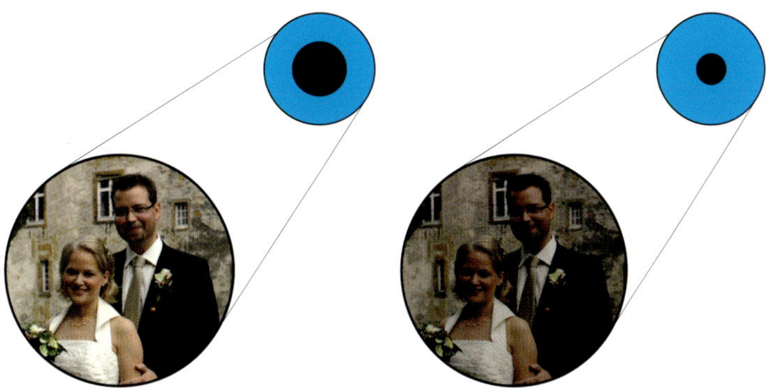

Bei normal großer Pupille (links) erscheint alles klar und hell. Ist der Pupillendurchmesser verkleinert, wird die gesamte Umgebung dunkler (rechts). Es ist so, als habe man den ganzen Tag in jedem Raum eine Sonnenbrille auf.

WISSEN

Lichtfarbe

Welche Lichtbedingungen sind erforderlich, damit bei einem älteren Menschen die visuelle Botschaft so ankommt, wie der Gestalter sich das wünscht? Zum Beispiel ist die Wahrnehmung einer bestimmten Farbe u.a. abhängig von der Beleuchtung. Wichtig sind dabei zwei Faktoren: Die Beleuchtungsstärke und die Lichtfarbe.

Als Lichtquelle[31] gilt sowohl natürliches Sonnenlicht als auch künstliches Licht. Je mehr Licht vorhanden ist, desto intensiver und klarer wirken Farben. Oder umgekehrt: Je geringer die Lichtmenge in einer bestimmten Umgebung, desto geringer das Farbspektrum und die Farbintensität.

Lichtquellen können unterschiedliche spektrale Verteilungskurven oder Lichtfarben haben – Beispiele dafür sind Tageslicht, das Licht bei bewölktem Himmel oder das Licht einer Leuchtröhre.

Lichtfarbe[32] setzt sich zusammen aus Farbtemperatur und Farbwiedergabe. Die Farbtemperatur wird in Kelvin (K) angegeben und sagt aus, mit welcher Farbnuance die Lichtquelle selbst unserem Auge erscheint. Je höher der Wert der Farbtemperatur, desto ähnlicher wird das Kunstlicht dem Tageslicht. Weißes Licht ist nach DIN 5035 in drei Farbtemperaturbereiche unterteilt (siehe rechts).

Heutzutage werden aus Energiespargründen meistens sogenannte Leuchtstofflampen verwendet. Leuchtstofflampen sind Niederdruck-Entladungslampen, die u.a. innen mit fluoreszierenden Farbstoffen beschichtet sind. Diese Leuchtmittel gibt es in unterschiedlichen Qualitäten und in mehreren Weißabstufungen.

Die Hersteller verwenden ein Farbnummernsystem mit einem dreistelligen Zahlencode (rechts unten). Den beiden letzten Ziffern kann man – wenn man noch zwei Nullen anhängt – die Farbtemperatur in Kelvin entnehmen.

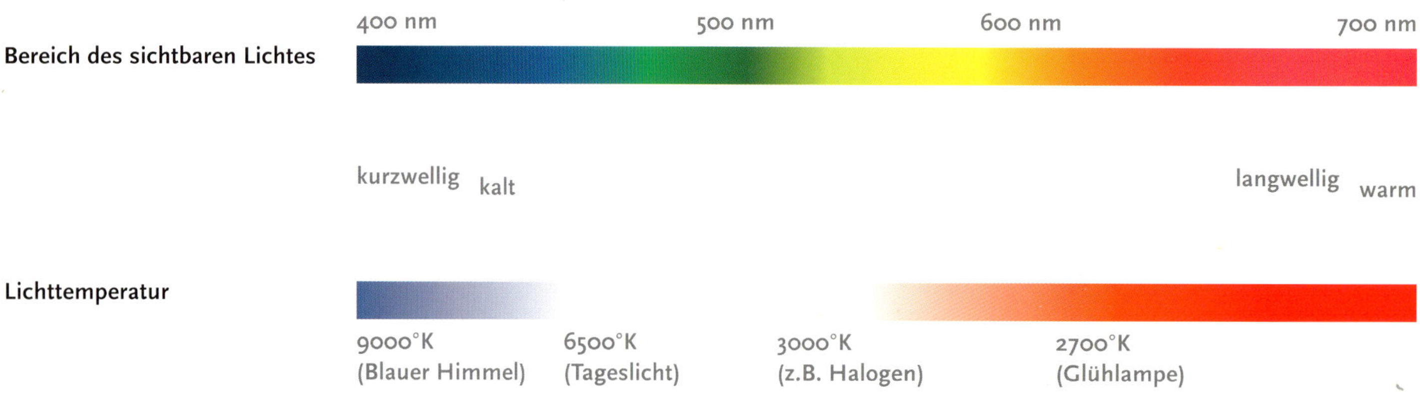

31 Licht ist definitionsgemäß der Teil der elektromagnetischen Strahlung, den das menschliche Auge wahrnehmen kann, und liegt im Wellenlängenbereich von etwa 380 bis 780 Nanometer (nm).

32 Um die Farbe von Licht unabhängig zu messen hat, die »Internationale Beleuchtungskommission« (CIE) drei Normlichtarten festgelegt: Das Licht einer Glühlampe mit Wolframdraht wird als Normlicht A (2854° Kelvin) bezeichnet. Das Normlicht C (4800° Kelvin) entspricht etwa dem Sonnenlicht am Mittag, und Normlicht D (6500° Kelvin, europäischer Standard) entspricht dem mittleren Tageslicht.

Die Lichtfarbe »warmweiß« hat eine Temperatur von 2700°K. Dieses warme, wohlige Licht erhält man am besten durch die Verwendung einer Glühlampe. Der leicht gelbstichige Lichtton mit seinem hohen Rot- und Gelbanteil vermittelt eine warme Atmosphäre und ist für den normalen Wohnbereich eine gute Wahl. Die menschliche Haut wirkt unter diesem Lichtton besonders weich und frisch. Allerdings werden feine Farbnuancierungen nicht wiedergeben. Für die Beleuchtung von Fluren und Treppenhäusern in Seniorenwohnanlagen ist diese Lichtfarbe nicht zu empfehlen.

Die Lichtfarbe »neutralweiß« hat mit 4000–4200° Kelvin kein sehr ausgeglichenes Farbspektrum. Besonders gut eignet sich diese Lichtfarbe für Lichtleisten, indirekte Beleuchtung, sowie für Schrankinnen- und Unterbauten. Außerdem werden Farben und Details sehr naturgetreu und deutlich dargestellt, ohne das dabei eine allzu »kühle« Atmosphäre ensteht.

Die Lichtfarbe »Tageslicht« hat eine Temperatur von 6500° Kelvin und kommt dem natürlichen Licht um die Mittagszeit am nächsten. Dieser Lichtton ist leicht blaustichig, mit hohem Blau- und Grünanteil und vermittelt eine kühle Atmosphäre. Unter einer Tageslichtlampe sind feine Linien und Schriften sehr deutlich zu sehen. Deshalb ist diese Lichtfarbe ideal, wenn ältere Menschen etwas lesen sollen. Aber auch die Beurteilung von Farben sollte unter Tageslichtbedingungen erfolgen.

Besonders bei Beschilderungen mit Hintergrundbeleuchtung sollte die Lichtquelle einen Wert von 6500 K oder D65 (Normlichtart D65, D steht für Daylight) haben, denn so wird sichergestellt, das ein Schild aus größerer Entfernung gelesen werden kann. Für den normalen Wohnbereich wird das »kalte« Licht im Allgemeinen wenig akzeptiert.

Code	Lichtfarbe	Einsatzbereich
827	extra-warmweiß oder extra warm white	glühlampenähnliches Licht, geeignet für Wohnräume
830	warmweiß oder warm white	halogenlampenähnliches Licht, etwas mehr Blauanteile als 827
840	neutralweiß oder cool white	weißes Arbeitslicht, gute Farbwiedergabe, für Wohnräume zu kühl, z.B. geeignet für Schrankbeleuchtung
865	Tageslicht oder daylight	Tageslichtersatz, gute Farbwiedergabe
880	skylight	blaues Licht, etwa wolkenloser Himmel, gute Farbwiedergabe

Die Tabelle gibt beispielhaft einige Herstellerangaben wieder, die sich auf der Umverpackung der Leuchtmittel finden. Die erste Ziffer des Codes sagt etwas über die Farbwiedergabequalität aus. Die beiden letzten Ziffern stehen für die Farbtemperatur.

WISSEN

Beleuchtungsstärke

Doch nicht die Farbtemperatur allein ist wichtig, sondern auch die Beleuchtungsstärke. Sie gibt an, wie stark eine Fläche beleuchtet ist. Die Maßeinheit für Beleuchtungsstärke ist Lux (lx). Die Beleuchtungsstärke hat großen Einfluss darauf, wie gut oder wie schlecht die Augen Texte, Bilder und andere visuelle Eindrücke sehen oder erkennen. Die Beleuchtungsstärke ist eine reine Empfängergröße, das heißt, die Empfindung von Beleuchtungsstärke wird subjektiv wahrgenommen.

Um den gleichen Eindruck von Helligkeit zu haben wie ein junger Mensch, braucht ein 60-Jähriger die doppelte, ein über 80-Jähriger sogar die fünffache Beleuchtungsstärke. Deshalb sollten in Wohnungen und Einrichtungen für Senioren generell höhere Beleuchtungsstärken eingesetzt werden.[33]

Physikalisch ausgedrückt definiert die Beleuchtungsstärke den Teil des Lichtstroms[34], der in einem bestimmten Winkel auf eine bestimmte Fläche trifft. Die Beleuchtungsstärke beträgt ein Lux, wenn der von einer Lampe erzeugte Lichtstrom von einem Lumen einen Quadratmeter Fläche gleichmäßig ausleuchtet.

Wird bei unverändertem Abstand die Lichtstärke[35] erhöht, nimmt die Beleuchtungsstärke zu. Vergrößert sich der Abstand zur beleuchteten Fläche (bei unveränderter Lichtstärke), verkleinert sich die Beleuchtungsstärke. Aber: Verdoppelt man die Entfernung der Lampe, dann hat man nur noch ein Viertel der Beleuchtungsstärke.

33 Das Licht an einem sonnigen Sommertag in Mitteleuropa hat eine Beleuchtungsstärke von ca. 100 000 Lux. Bei Regenwetter mit dunklen Gewitterwolken beträgt die Beleuchtungsstärke nur noch etwa 1000 Lux. Der Richtwert für einen Büro- oder Besprechungsraum beträgt 500 Lux, ein Treppenhaus hingegen wird im Allgemeinen mit etwa 100 Lux beleuchtet. Für alte und betagte Menschen sollten diese Werte erhöht werden.

34 Der Lichtstrom: Eine Lichtquelle strahlt ihren Lichtstrom **in verschiedene Richtungen** unterschiedlich stark ab. Beispiel: Eine Glühlampe wird eingeschaltet. Das gesamte Licht, das diese Lampe abstrahlt, bezeichnet man als Lichtstrom. Die Maßeinheit für Lichtstrom ist Lumen (lm).

35 Die Intensität des **in einer bestimmten Richtung** abgestrahlten Lichts wird als Lichtstärke bezeichnet. Die Maßeinheit für Lichtstärke ist Candela (cd).

Abhängigkeit von Beleuchtungsstärke zu Entfernung bei gleichbleibendem Lichtstrom (lm):

Beleuchtungsstärke 2000 lx
Entfernung 0,5 m

Beleuchtungsstärke 500 lx
Entfernung 1 m

Beleuchtungsstärke 125 lx
Entfernung 2 m

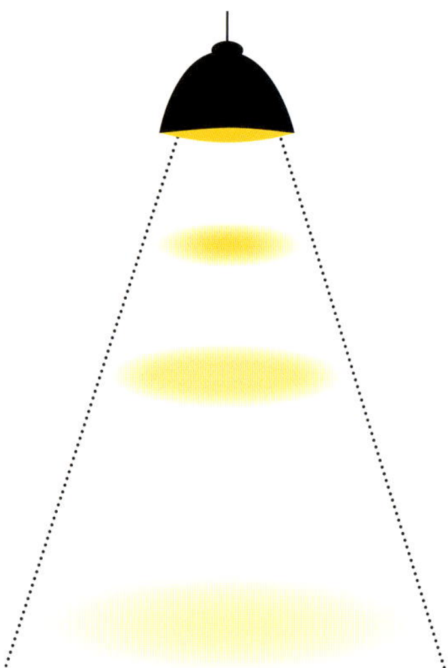

Viele Leuchtmittelhersteller machen die Angabe »Lumen pro Watt« (lm/W). Darunter versteht man das Verhältnis von Lichtleistung (lm) zu elektrischer Leistung (W). Dieses Verhältnis gibt den Wirkungsgrad einer Lampe an, man spricht auch von der sogenannten »Lichtausbeute«: Je höher die Lichtausbeute, desto energieeffizienter erzeugen Lampen ihr Licht.

Gleichzeitig kann man den vom Leuchtmittel erzeugten Lichtstrom (lm) ermitteln. Um für die benötigte Beleuchtungsstärke die richtige Lichtmenge zu ermitteln, findet man im Internet Berechnungstools.

WISSEN

Metamerie

Der Vollständigkeit halber soll hier noch ein besonderes Phänomen erwähnt werden, das von Bedeutung sein kann, wenn eine Farbe unter verschiedenen Lichtquellen immer absolut identisch aussehen soll (z.B. beim Corporate Design eines Unternehmens): Zwei Farben können in einem geschlossenen Raum unter einer Glühlampe gleich aussehen, bei Sonnenlicht am Mittag aber ganz unterschiedlich wirken (siehe auch Abbildung unten). Dieses Phänomen wird *Metamerie* genannt. Die Ursache dafür sind die verschiedenen chemischen Substanzen, die für die Farben der verschiedenen Produkte verwendet werden.

Metamerie ist ein alltägliches Problem, dass jeder kennt, der zu einem Kleidungsstück die passenden Schuhe mit der gleichen Farbe dazu kaufen will: Im Geschäft unter Kunstlicht scheinen Bluse und Schuhe das gleiche Rot zu haben. Draußen, bei Tageslicht betrachtet, sind die Farben doch nicht identisch.

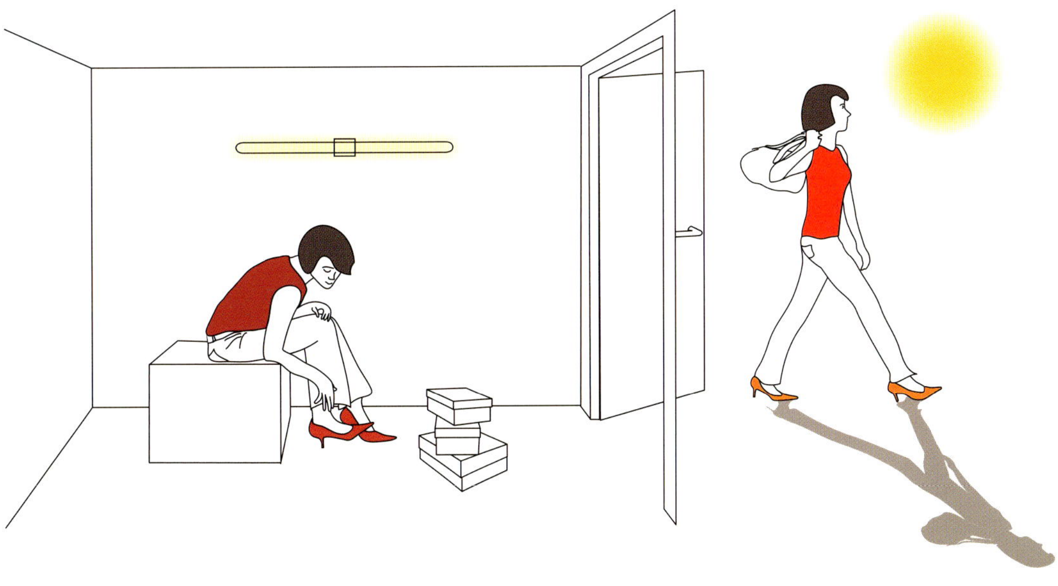

LÖSUNGSANSÄTZE

Licht und Gestaltung

Eine von außen nach innen **gestaffelte Beleuchtung** (siehe unten) kann den Adaptationsschwierigkeiten des älter werdenden Auges entgegenwirken. Damit wird die technische Voraussetzung geschaffen, dass sich ältere Menschen insbesondere bei Betreten fremder Räumlichkeiten von Anfang an besser zurechtfinden. Das gilt nicht nur für Verkehrswege, sondern auch für den Wohn- und Lebensraum.

An Sonnentagen sollte im Außen- oder Eingangsbereich mit hohen Beleuchtungsstärken gearbeitet werden. Je weiter man in den Innenbereich gelangt, um so mehr ändert sich das Licht in Richtung Normalbeleuchtung.

An bewölkten Tagen, in der Dämmerung und nachts sollte das Licht im ersten Abschnitt des Gebäudeinneren heruntergedimmt werden. Allmählich wird diese dann auf Raumlicht gesteigert.

Alternativ kann man umgekehrt bei niedrigen Leuchtdichten im Außenbereich (Dämmerung, Nacht, Bewölkung) bereits im Außenbereich des Eingangs durch die Anbringung einer Zusatzbeleuchtung schon auf die Leuchtdichte im Innenbereich hinarbeiten.

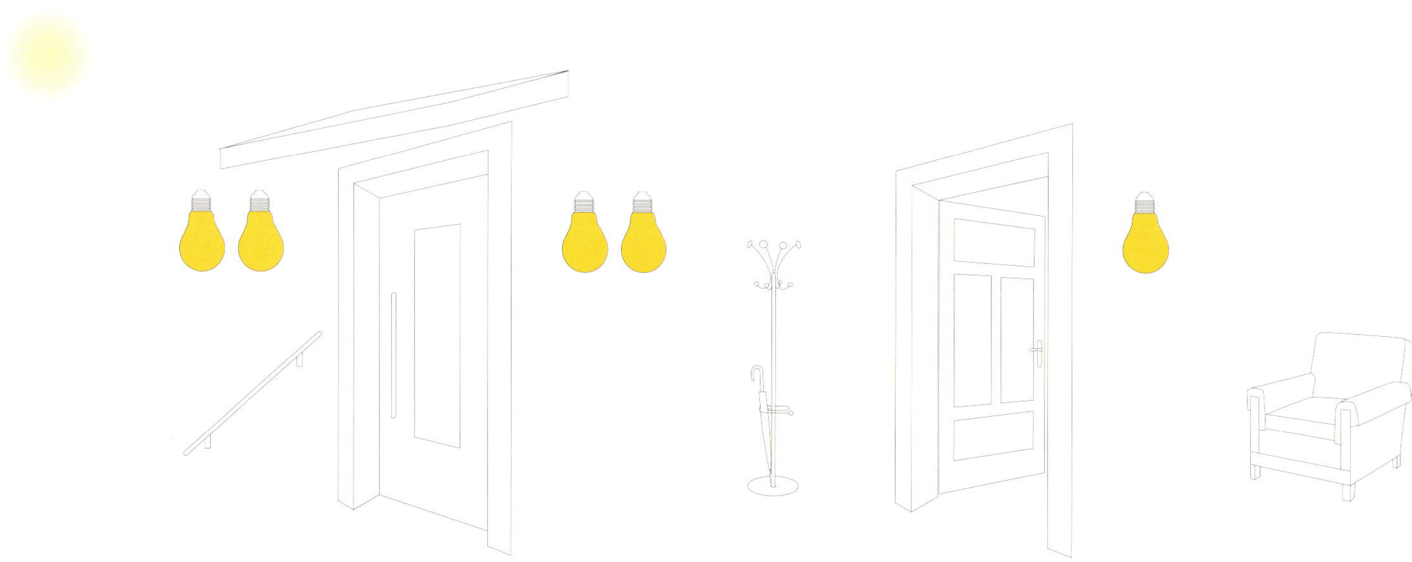

Tipp für einen kundenfreundlichen Service, der bislang kaum oder gar nicht von Discountern oder Fachgeschäften angeboten wird: In der Abteilung mit den Beleuchtungskörpern sollte ein Flyer mit Information zur Beleuchtung ausliegen. Von Interesse wäre zum Beispiel, welche Leuchtmittel zu einer Verbesserung des Leselichtes beitragen, wie man in dunklen Schränken durch eine optimale Unterbeleuchtung die Wäsche besser findet oder wie in einem kleinen Altenheim die finsteren Flure heller gemacht werden können. Da die Probleme mit schlechter Beleuchtung bereits Menschen ab Mitte 40 treffen, dürfte das eine große Anzahl der Kunden interessieren.

Kräftige Farben sind in der Informationsgestaltung für ältere Menschen sehr viel besser geeignet als Pastelltöne. Die Verwendung von pastelligen Farben ist deshalb problematisch, da insbesondere bei schlechten Lichtverhältnissen, bei Dämmerung und in der Dunkelheit kaum eine erforderliche Unterscheidbarkeit erreicht werden kann.

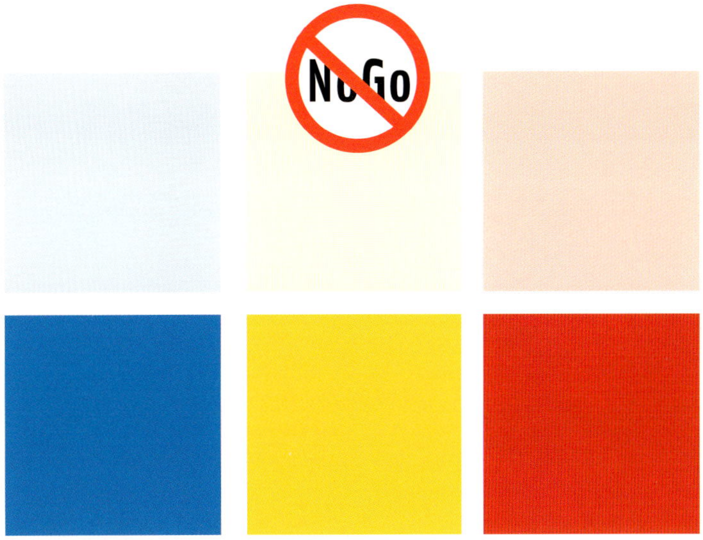

Nehmen Sie die verschiedenen Testfolien und sehen Sie sich die Unterschiede an. Legen Sie auch zwei verschiedene übereinander, denn meistens hat man nicht nur ein Sehproblem!

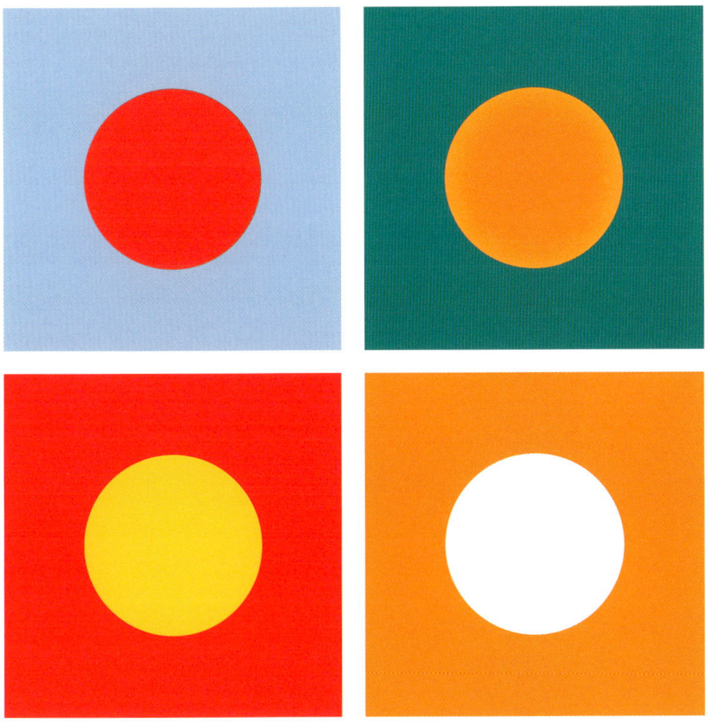

Insbesondere bei der Verwendung von Farben zur Orientierung im Raum sollte man auf **gut unterscheidbare und verschiedene Helligkeitswerte** achten (→ Seite 26 ff.). Gerade Patienten, die unter einer Demenz leiden, haben einen ausgeprägten nächtlichen Bewegungsdrang. Da aber in der Dämmerung (und generell bei schlechtem Licht) vorzugsweise die Stäbchen aktiv sind (→ Seite 18), ist die Sehschärfe schon beim normalsichtigen Menschen herabgesetzt. Außerdem können Farben im Dunkeln nicht identifiziert werden. Deshalb müssen Orientierungshilfen gerade nachts gut zu lesen bzw. zu erkennen sein.

FORMALIEN

Literatur

A

Atlas der Anatomie. Organsysteme und Strukturen in 439 Abbildungen.
Erftstadt, Area Verlag, 2006

AUGENTAGESKLINIK SPREEBOGEN
Der Graue Star (Katarakt)
www.augentagesklinik-spreebogen.de/sites/katarakt.htm (Zugriff: Juni 2006)
Die Internetseite ist eine Informationsquelle für interessierte Leser und potenzielle Patienten.

AMBROSE, GAVIN; HARRIS, PAUL
Farbe. Sinneseindruck, der durch Licht bestimmter Wellenlängen auf der Netzhaut des menschlichen Auges hervorgerufen wird
München, Stiebner Verlag, 2006

AUGUSTIN, ALBERT J.; DICK, H.BURKHARD; WINKGEN, ANDREA; SCHMIDT-ERFURTH, URSULA
Ursache und Prävention oxidativer Schäden des Auges. Eine aktuelle Bestandsaufnahme
In: Ophthalmologe, 2001. 98:776–797
Springer-Verlag, 2001

B

BEYREUTHER, KONRAD; EINHÄUPL, KARL MAX; FÖRSTL, HANS; KURZ, ALEXANDER
Demenzen. Grundlagen und Klinik
Stuttgart, Georg Thieme Verlag, 2002

BICKEL, HORST
Demenzen im höheren Lebensalter: Schätzungen des Vorkommens und der Versorgungskosten
In: Zeitschrift für Gerontologie und Geriatrie 34, 2001

Bundesministerium für Bildung und Forschung
Der Kampf gegen das Vergessen. Demenzforschung im Fokus
Bonn, Berlin, 2004

C

CROW, DAVID
Zeichen. Eine Einführung in die Semiotik für Grafikdesigner.
München, Stiebner Verlag, 2005

D

DAHM, RALF
Die Welt mit anderen Augen malen
In: Max-Planck-Forschung, 2/2002.

DAS VIRTUELLE MARKENMUSEUM
Klassiker
www.markenmuseum.com
(Zugriff: 21.03.2007)

DREW, JOHN T.; MEYER, SARAH A.
Farbmanagement.
Das Handbuch für Grafikdesigner
München, Stiebner Verlag, 2005

E

ENGEL, ANDREAS K.; DEBENER, STEFAN, KRANCZIOCH; CORNELIA
Good Vibrations
In: Gehirn und Geist, 11/2005

F

FREUD, SIGMUND
Notiz über den Wunderblock
In: Ders., Gesammelte Schriften XIV, Frankfurt, S. Fischer Verlag, 1968[4], S. 3 ff.

FRÖHLICH, WERNER D.
Wörterbuch der Psychologie
München, Deutscher Taschenbuch Verlag, 2005[25].

G

GEGENFURTNER, KARL R.; RIEGER, JOCHEM
Sensory and cognitive contributions of color to the recognition of natural scenes.
In: Current Biology, 10/2002 805-808. Auch: www.allpsych.uni-giessen.de/karl/teach/farbe.html (letzter Zugriff: 29. April 2009)

GOLDSTEIN, E. BRUCE
Wahrnehmungspsychologie
Heidelberg/Berlin, Spektrum Akademischer Verlag, 2002.

I

INSTITUT FÜR DEUTSCHE GEBÄRDENSPRACHE UND KOMMUNIKATION GEHÖRLOSER
Definitionen
www.sign-lang.uni-hamburg.de/Projekte/PLex/PLex/Lemmata/K-Lemma/kognition.htm
(Zugriff: 01.08.2006)

INSTITUT FÜR PSYCHOLOGIE DER UNIVERSITÄT OLDENBURG
Behandlung von Aufmerksamkeitsstörungen
www.psychologie.uni-oldenburg.de/gesundheit/neuro/REHAUFM2.htm (Zugriff: 01.08.2006)

INTEL CORPORATION
Die Entwicklung einer neuen Formel für ein Leben mit Demenz
www.intel.com/cd/corporate/pressroom/emea/deu/251355.htm
(Zugriff: März 2007)

K

KASTEN, ELISABETH; UTRECHT, CAROLA; WASELEWSKI, MARCUS
Den Alltag demenzerkranker Menschen neu gestalten
Hannover,Schlütersche Verlagsgesellschaft, 2004

KLINIK UND POLIKLINIK FÜR AUGENHEILKUNDE DER UNIVERSITÄT REGENSBURG
Informationen für Patienten
www.uni-regensburg.de/Fakultaeten/Medizin/Augenheilkunde/amd/index.html (Zugriff: Juni 2006)

KRIEGESKORTE, MICHAEL
Werbung in Deutschland 1945–1965
Köln, DuMont Verlag, 1992

L

LACHENMAYR, BERNHARD
Anforderungen an das Sehvermögen des Kraftfahrers
In: Deutsches Ärzteblatt, 2003, Jg100, Heft A2239 und Heft 10, 2003

LAUTENBACHER, STEFAN, GAUGGEL, SIEGFRIED
Neuropsychologie psychischer Störungen
Berlin, Heidelberg, Springer-Verlag, 2004

LEYDHECKER, WOLFGANG; GREHN, FRANZ
Augenheilkunde.
Berlin, Heidelberg, Springer-Verlag, 1993[25]

LIDWELL, WILLIAM; HOLDEN, KRITINA; BUTLER, JILL
Design. Die 100 Prinzipien für erfolgreiche Gestaltung
München, Stiebner Verlag, 2004.

M

MAURER, KONRAD UND ULRIKE
Alzheimer und Kunst. Wie aus Wolken Spiegeleier werden
Nürnberg, Novartis Pharma Verlag, 2001

MÄNNEL, CLAUDIA
Tutorium Hirnanatomie
http://web.fu-berlin.de/kogpsy/Kogpsych/lehrmaterialien.html
(Zugriff: Juni 2006) *Arbeitsbereich Kognitive Neuropsychologie der freien Universität Berlin.*

MARKOWITSCH, HANS-JOACHIM
Gedächtnisstörungen
Stuttgart, Verlag W. Kohlhammer, 1999

MARKOWITSCH, HANS-JOACHIM
Dem Gedächtnis auf der Spur.
Vom Erinnern und Vergessen
Damstadt, Wissenschaftliche Buchgesellschaft, 2005[2]a

MARKOWITSCH, HANS-JOACHIM; WELZER, HARALD
Das autobiographische Gedächtnis. Hirnorganische Grundlagen und biosoziale Entwicklung
Stuttgart, Klett-Cotta, 2005b

MICHELSON, GEORG
Online Journals of Ophthalmology
http://www.onjoph.com/patinfo/funktion/zahlen.html (Zugriff: Juni 2006). *Ein Verlag, der frei zugängliche, wissenschaftlich abgesicherte Multimedia-Informationen rund um das Auge zur Verfügung stellt.*

O

OSRAM
Lichtfarben. Leuchtstofflampen und ihre Auswahlkriterien
www.osram.de/pdf/service_corner/103W002DE_Lichtfarben.pdf (Zugriff: 28.02.2007)

P

PHYSIOLOGISCHES INSTITUT DER UNIVERSITÄT TÜBINGEN
Versuch 12: Gesichtssinn
www.physiologie-lehre.uni-tuebingen.de/pdf_dateien/12_gesichtssinn.pdf (Zugriff: 14.03.2007)

PRITZEL, MONIKA; BRAND MATTHIAS; MARKOWITSCH, HANS-JOACHIM
Gehirn und Verhalten. Ein Grundkurs der physiologischen Psychologie
Heidelberg, Berlin, Spektrum Akademischer Verlag, 2003

PROJEKT PROMETHEUS DER UNIVERSITÄT TUEBINGEN
Tutorial: Visuelle Wahrnehmung
www.prometheus.uni-tuebingen.de (Zugriff Juni 2006)
Das Projekt Prometheus ist ein Lern- und Informationssystem der Universität Tübingen für die medizinische Aus- und Weiterbildung.

S

SACHSENWEGER, RUDOLF; FRIEDBURG, DIETER
Funktionsprüfungen und Funktionsstörungen
In: Axenfeld, Th.; Pau, H. (Hrsg): Lehrbuch der Augenheilkunde. Stuttgart, Gustav Fischer Verlag, 1992[13]

SAUP, WINFRIED
Wohnen wie gewohnt
In: Projektdokumentation des Age Award 2005, Zürich, 2005

SCHMIDT, ROBERT F.; LANG, FLORIAN; THEWS, GERHARD (Hrsg.)
Physiologie des Menschen mit Pathophysiologie
Heidelberg, Springer-Verlag, 2005[29]

U

UNIVERSITÄT MANNHEIM, FAKULTÄT FÜR SOZIALWISSENSCHAFTEN, FACHBEREICH PSYCHOLOGIE
Farbwahrnehmung. Trichromatische Theorie
www.uni-mannheim.de/fakul/psycho/irtel/lehre/seminararbeiten/w96/Farbe/seminar.htm#Trichromatische (Zugriff: 01.03.2007)

W

WELSCH, NORBERT; LIEBMANN, CLAUS CHR.
Farben: Natur, Technik, Kunst
München, Spektrum Akademischer Verlag, 2007[2]

WILLBERG, HANS PETER
Wegweiser Schrift. Erste Hilfe für den Umgang mit Schriften. Was passt – was wirkt – was stört
Mainz, Verlag Hermann Schmidt, 2001

WÖLFFLIN, HEINRICH
Kunstgeschichtliche Grundbegriffe. Das Problem der Stilentwicklung in der neueren Kunst
Basel, Schwabe Verlag, 2004[19]

FORMALIEN
Bildnachweis

Seite 28
Claude Monet, ***Brücke in Monets Garten mit weißen Seerosen.*** 1899. Moskau, Puschkin-Museum. © Artothek

Seite 29
Claude Monet, ***Das Haus in Giverny, Komposition in Rot.*** Um 1922. Paris, Musée Marmottan. © Peter Willi / Artothek

Seite 32
Mann mit Laptop
fotolia.com

Seite 33
Schach; Alte Dame liest Zeitung
photocase.com

Seite 34
Wegweiser; Klingelschilder
photocase.com

Seite 35
Mutter und zwei Kinder in Venedig
Ernst Kurth

Seite 36
Mutter und Sohn; Frau mit Hund
fotolia.com

Seite 37
Mann am Baum; Wolf
digitalstock.de

Seite 38
Schilderwald
fotolia.com

Seite 43
Torte, Briefmarke Elvis
shutterstock.com

Seite 45
Geldautomat
fotolia.com

Seite 48
Tassen
shutterstock.com

Seite 48
Stieler, Joseph Karl, ***Beethoven mit dem Manuskript der Missa solemnis,*** 1820. Bonn, Beethoven-Haus ©Ursula Edelmann/Artothek

Seite 49
Baustellenschild
digitalstock.de

Toilette »Männeken Piß«
Andrea Stammschroer

Seite 54
Wütender Mann, Kinder
shutterstock.com

Seite 55
Nächtlicher Flur
shutterstock.com

Seite 63
Pieter Neefs der Jüngere
Inneres der Kathedrale von Antwerpen
Leihgabe der Sammlung Schönborn-Buchheim an die Residenzgalerie Salzburg. Aufnahme: Fotostudio Ulrich Ghezzi, Oberalm

Seite 64
Albrecht Dürer, ***Studie zu »Betende Hände«,*** 1508. Wien, Graphische Sammlung Albertina. ©Imagno / Artothek

Frans Hals, ***Catharina Hooft mit ihrer Amme.*** bpk / Gemäldegalerie, SMB / Jörg P. Anders

Seite 65
Rembrandt Harmensz. van Rijn, ***Study of a nude woman as Cleopatra (drawing)*** Private Collection / Photo©Christie's Images / The Bridgeman Art Library

Auguste Renoir, ***La Petite Irène,*** 1880. Stiftung Sammlung E.G. Bührle, Zürich

Seite 66
Raffael (Raffaelo Santi), ***Bildteppich nach einem Karton von Raffael: Der wunderbare Fischzug***
Staatliche Kunstsammlung Dresden/ Gemäldegalerie Alte Meister. Aufnahme: Hans-Peter Klut.

Seite 67
Bilder von Alzheimer-Patienten
aus: Maurer, Konrad und Ulrike: ***Alzheimer und Kunst. Wie aus Wolken Spiegeleier werden.*** Nürnberg, 2001

Seite 68
Garniertes Hähnchen
Ingram Pro-Art

Seite 69
Alte lächelnde Frau
shutterstock.com

Seite 72/73
Carolus Horn, ***Rialto-Brücke, 1978, 1986 und 1988.*** Bilder im Besitz der Novartis Pharma, Nürnberg. Wiedergegeben mit Erlaubnis von Konrad und Ulrike Maurer. Entnommen aus dem Buch: ***Alzheimer und Kunst. Wie aus Wolken Spiegeleier werden.*** Novartis Pharma Verlag, Nürnberg, 2001, ISBN-Nr. 3-933185-51-3.

Seite 79
Kind läuft hinter Auto
shutterstock.com

Seite 81
Beim Optiker
fotolia.com

Seite 83
Flußkiesel
shutterstock.com

Seite 87
Geschenk in Goldpapier
shutterstock.com

Seite 90/91
Edgar Degas, ***The Star, or Dancer on the stage,*** c.1876–77 (pastel on paper). Musee d'Orsay, Paris, France / The Bridgeman Art Library

Seite 90/91
Edgar Degas, ***Group of Dancers*** (pastel on paper). ©The Barnes Foundation, Merion, Pennsylvania, USA / The Bridgeman Art Library

Edgar Degas, ***Three Russian Dancers (pastel on paper).*** ©Nationalmuseum, Stockholm, Sweden / The Bridgeman Art Library

Besonderer Dank an Allgäuer Alpenmilch GmbH (Bärenmarke), GlaxoSmithKline Consumer Healthcare GmbH & Co. KG (Odol), British American Tobacco Germany GmbH (HB-Männchen) und an Werner & Mertz GmbH (Erdal Frosch) für die Erlaubnis, die Werbefiguren abbilden zu dürfen.

Trotz intensiver Bemühungen konnten die (Rechte-) Inhaber der Bilder auf Seite 20/21 (Hermann von Helmholtz und Ewald Hering), sowie des Ausschnittes eines alten Stadtplans von Bielefeld (Seite 34) nicht ausfindig gemacht werden.

Die Bilder auf Seite 50–51 sind dem Buch Kriegeskorte, Michael: Werbung in Deutschland 1945–1965, Köln, 1992 entnommen. Auch der DuMont-Verlag konnte hier bezüglich der Rechteinhaber bislang nicht weiterhelfen.

Wir sind dankbar für entsprechende Hinweise.

Alle anderen Bilder sind von der Autorin.

FORMALIEN

Dank

An dieser Stelle möchte ich mich **ganz herzlich** bei bei einigen Menschen bedanken, die mir geholfen haben, diese Arbeit und dieses Buch zu realisieren:

Thomas Noack, Sandra Volkening und alle anderen, die an mich und das Thema geglaubt haben und mir mit Rat und Tat zu Seite standen.

Frau Dr. Nadine Reinhold von der Physiologischen Psychologie der Universität Bielefeld für die Korrekturen in den Kapiteln über das Gedächtnis und das Gehirn.

Frau Dr. Hildegard Kalthegener und Detlef Steiert vom NCS Colour Centre in Berlin für die Unterstützung und die Korrekturen im Kapitel Farbe.

Professor Dr.-Ing. Axel Rosemann für die Korrekturen im Kapitel Licht.

»Meine Fotomodelle« Erna Koscielny, Janna Noack, Thomas Noack, Cornelia Schanderwitz, Sandra und Niclas Volkening.

Das Jochen-Klepper-Haus in Bielefeld, Frau Kochaneck vom Diakonie Verband Brackwede, Michael Beimdiek vom DRK Bielefeld und das Seniorenzentrum »Halstenbeck« in Hamburg für die Gespräche und Möglichkeit zur Hospitation.

Ein **besonderer Dank** gilt der Robert Bosch Stiftung für die freundliche Förderung dieses Buches.

FORMALIEN
Sachregister

FORMALIEN
Impressum

Anschrift der Autorin:
Petra Breuer
Dipl.-Designer M.A.
Haller Weg 48
DE-33617 Bielefeld
mail@petrabreuer.de
www.petrabreuer.de

Lektorat: Dr. Klaus Reinhardt, Gaby Burgermeister
Herstellung: Peter E. Wüthrich
Gestaltung und Druckvorstufe: Petra Breuer, Bielefeld
Umschlag: Petra Breuer, Bielefeld
Druck und buchbinderische Verarbeitung: AZ Druck und Datentechnik, Kempten
Printed in Germany

Bibliographische Information der Deutschen Bibliothek
Die Deutsche Bibliothek verzeichnet diese Publikation in der Deutschen Nationalbibliographie; detaillierte bibliographische Daten sind im Internet über http:// dnb.d-nb.de abrufbar.

Anregungen und Zuschriften bitte an:
Verlag Hans Huber
Lektorat Medizin/Gesundheit
Länggass-Strasse 76
CH-3000 Bern 9
Tel: 0041 (0)31 300 4500
Fax: 0041 (0)31 300 4593
verlag@hanshuber.com
www.verlag-hanshuber.com

1. Auflage 2009

ISBN 978-3-456-84768-9

FORMALIEN
Über die Autorin

Petra Breuer (→ Seite 48) war über 13 Jahre als Krankenschwester in Hannover, Erlangen und Basel (Schweiz) tätig. Anschließend absolvierte sie den Diplomstudiengang Grafik-und Kommunikationsdesign.

Das Buch *Visuelle Kommunikation für Menschen mit (Alzheimer-)Demenz* ist das Ergebnis einer 2-jährigen designwissenschaftlichen Arbeit, mit der sie zum Master of Arts in Gestaltung graduierte.

Petra Breuer arbeitet freiberuflich als Designerin.

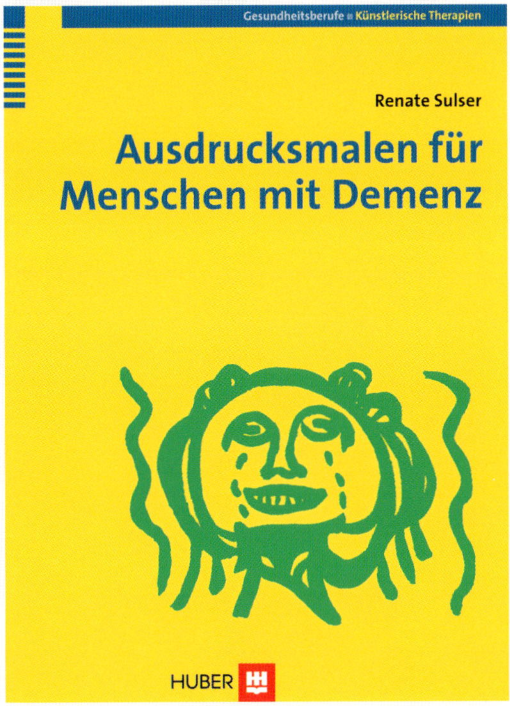
Gesundheitsberufe ▪ Künstlerische Therapien
Renate Sulser
Ausdrucksmalen für Menschen mit Demenz
HUBER